HOMŒOPATHIE

DOMESTIQUE.

PARIS, IMPRIMERIE DE COSSON,
Rue Saint-Germain-des-Prés, 9.

HOMŒOPATHIE

DOMÈSTIQUE,

OU

GUIDE MÉDICAL DES FAMILLES,

PRÉCÉDÉ DE CONSIDÉRATIONS

SUR LES MALADIES DE L'ENFANCE;

PAR LE DOCTEUR BIGEL.

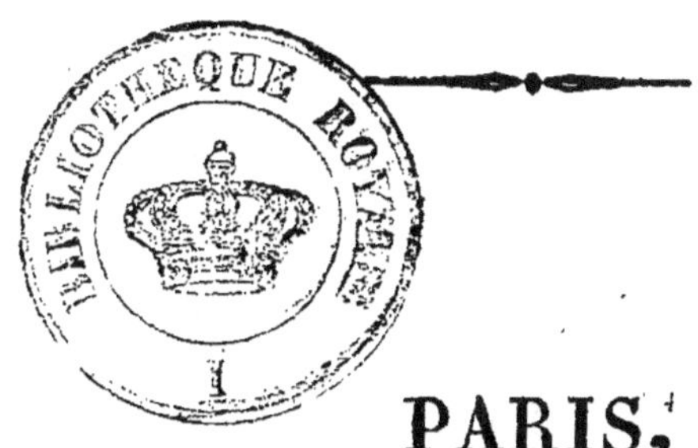

PARIS,

J.-B. BAILLIÈRE,

LIBRAIRE DE L'ACADÉMIE ROYALE DE MÉDECINE,
RUE DE L'ÉCOLE DE MÉDECINE, Nᵒ 13 *bis*.

LONDRES, MÊME MAISON, 219, REGENT-STREET.

1837.

[illegible]

AVERTISSEMENT.

—

La nouvelle méthode curative, nommée Homœopathie , s'étend et s'établit généralement dans
toute l'Europe.

L'Allemagne, où elle a pris naissance, la cultive
depuis quarante ans avec des succès constans; la
France, à qui l'auteur l'a fait connaître le premier (1) par des ouvrages accueillis avec bienveillance, marche aujourd'hui d'un pas ferme dans
cette nouvelle voie; l'Angleterre, un instant spec-
tatrice du débat, vient y prendre part, et plusieurs
hommes distingués cherchent, par des productions
remarquables, à faire connaître et à propager l'homœopathie (2).

Il ne m'appartient pas d'établir de parallèle entre
la doctrine de l'école médicale ancienne et celle

---

(1) *Examen théorique et pratique de la méthode curative du docteur
Hahnemann nommée Homœopathie;* Varsovie, 1827, 3 vol. in-8°,
— *Manuel diététique de l'homœopathie,* Lyon, 1833, in-8°.

(2) F. F. Quin, *Du traitement homœopathique du choléra,* Paris,
1832, in-8°. — T. R. Everest, *A popular wiew of homœopathy exibi-
ting the present state of science,* second edition, Londres, 1836,

de la médecine réformée par Hahnemann. La question de supériorité de cette dernière me paraît décidée par les suffrages d'un grand nombre de médecins distingués qui, après avoir vieilli dans l'exercice de la méthode ancienne, ont embrassé la méthode nouvelle, à laquelle ils restent fidèles.

Telle ne fut pas leur conduite, lorsqu'ils se laissèrent séduire par les systèmes de Brown et de Rasori, qui, ne remplissant pas les promesses brillantes qu'ils avaient faites, les ramenèrent à leurs anciens principes. On ne peut point ne pas reconnaître, dans ce procédé envers l'homœopathie, le cachet de la vérité.

Une autre preuve, non moins démonstrative, de cette supériorité, se trouve dans l'opposition que l'homœopathie éprouve à son établissement.

En effet, l'erreur rencontre rarement autant d'obstacles à sa propagation. L'histoire de la médecine nous offre, à chaque mutation de principes, une nouvelle théorie médicale se répandant, à la

---

in-8°. — Steph. Simpson, *A practical view of homœopathy, being an address to british practitioners on the general applicability and superior efficacy of the homœopathic method in the treatment of disease with cases,* Londres, 1836, in-8°.—K. Luther, *Allœopathy and homœopathy,* Paris, 1836, in-8°.— W. Broakes, *Practical observations on homœopathy, with a variety of cases,* Londres, 1836, in-8°.

manière du feu électrique, d'un bout du monde médical à l'autre, et sa chute presque aussi prompte que son établissement.

L'homœopathie marche en sens inverse des théories ses rivales; son allure est celle de la vérité, dont on sait que le règne ne s'établit qu'avec lenteur.

Il est dans la courte histoire de la fondation de l'homœopathie un événement bien remarquable, c'est que ses adversaires les plus puissans sont devenus ses défenseurs les plus zélés. Faut-il s'en étonner, lorsqu'ils ne la combattirent qu'avec l'arme du raisonnement? C'est l'expérience à la main qu'elle enseigne le petit nombre de ses dogmes.

Entraînés par le désir de sortir des ténèbres dont l'art de guérir est environné, ses antagonistes entrèrent dans la nouvelle route qui leur était ouverte, et bientôt ils purent, avec Archimède, s'écrier : *J'ai trouvé.*

Après avoir satisfait cet amour de la vérité qui anime les amis de l'humanité, et s'être placée à côté des sciences exactes, l'homœopathie descend de ces hauteurs pour parler au peuple, et le rendre tributaire de ses bienfaits.

L'homœopathie domestique, ou l'art de se secourir soi-même dans les maladies les plus ordinaires, ainsi qu'au début des maladies graves, lorsqu'on ne peut

obtenir un prompt secours, est une idée bienfaisi-
sante empruntée au siècle dernier. Tissot à Laauu-
sanne, Buchan en Angleterre, l'ont conçue et exxéé-
cutée plus ou moins heureusement.

A leur exemple, l'auteur de cet ouvrage maæet
l'homœopathie à la portée des esprits que n'oonnt
point éclairés les études médicales.

A l'aide des tableaux fidèles des maladies que lleles
médicamens produisent sur l'homme sain, il nnne
leur laisse à faire que la comparaison de leurs symmm-
ptômes avec les symptômes des maladies médiucici-
nales et l'application de remèdes sur les vertus deeses-
quels l'expérience, et non la présomption, a prcro-
noncé, sans les exposer à aucune erreur. Il traacace
ensuite, d'une manière précise, la limite qui sépaarare
cette médecine populaire de celle que l'homme rd de
l'art a seul le droit d'exercer, en signalant les daaran-
gers qui réclament le ministère de ce dernier.

L'auteur a fait précéder cet ouvrage de considdédé-
rations sur les maladies de l'enfance. C'est uunune
question neuve pour la médecine homœopathiquueue,
et sur laquelle on ne saurait trop appeler les invuevues-
tigations des médecins.

CONSIDÉRATIONS

SUR LES

MALADIES DE L'ENFANCE.

Il n'est aucune branche de la médecine qui ait été plus cultivée que celle qui s'occupe des maladies du premier âge. Les philosophes, les médecins de tous les temps, ont réuni leurs efforts, consacré leurs veilles à l'étude des phénomènes physiologiques et pathologiques particuliers à l'homme enfant; et cependant, malgré cette longue suite de travaux, malgré le concours de tant d'observations et d'expériences, la pathologie de l'enfance n'est guère plus avancée qu'elle ne l'était dans l'enfance de l'art lui-même. Cette assertion pourra, au premier coup d'œil, paraître hardie, injurieuse même pour la science; et cependant rien n'est plus vrai que nous ne sommes aujourd'hui pas plus heureux, tant dans l'art de guérir les maladies de l'enfance que dans celui de l'en préserver, que nous ne l'étions au berceau

1

de la science. Vérité triste, aussi humiliante pour l'intelligence humaine que désespérante pour la tendresse maternelle. Quelle peut être la cause de tant de déceptions dans nos systèmes, de tant de vanité dans nos recherches? Disons-le franchement, c'est l'ignorance de la véritable loi de guérison de nos maladies, et celle non moins pernicieuse de la cause spéciale qui en aggrave le danger, en détermine l'incurabilité, et en provoque la chronicité.

Je m'abstiendrai du développement des preuves sur lesquelles est assise l'existence de la loi des semblables. Assez d'ouvrages lucidement écrits, assez d'expériences fidèlement tentées, assez de guérisons aussi brillantes qu'inespérées, ont démontré, dans l'immutabilité de cette loi, l'immuable volonté de la nature. C'est en vain qu'on voudrait contre elle s'inscrire en faux, en arguant de son existence non aperçue dans cette longue suite de siècles, de son ignorance par les hommes les mieux doués du génie de l'observation. La résistance, fondée sur ces motifs en apparence si solides, porte même à faux. L'auteur de cette découverte, si justement fier de l'avoir faite, Hahnemann, convient, avec une rare bonne foi, et prouve dans sa vaste érudition, qu'elle fut entrevue de temps à autre par des hommes, comme lui, mécontens des méthodes curatives en honneur. Mais alors, comme aujourd'hui, cette vérité choquait trop de préjugés, froissait trop d'amour-propres, pour être bien accueillie; elle dut succomber sous le poids de tant d'oppression. La redoutable opposition que cette vérité a soule-

vée dans notre siècle de lumière, peut donner la juste
mesure de celle qu'elle dut éprouver dans les siècles de
l'esclavage de la pensée. Mais laissons cette polémique,
qui n'est pas de mon sujet, pour aborder les maladies
de l'enfance et faire luire la lumière que l'homœpathie
répand sur leur traitement et leur guérison (1).

---

(1) On s'est plu à représenter l'homœopathie comme dévasta-
trice du domaine médical acquis par les travaux d'une longue
suite de siècles.

Il y a peu de ressemblance, pour ne rien dire de plus, dans ce
portrait. A la vérité, les parties principales de ce domaine ont subi
de sa part un renversement complet. Qu'avait à faire une science
toute fondée sur l'expérience, d'une pathologie tout arbitraire
et d'une matière médicale tout hypothétique ? N'avons-nous pas vu
la première marcher à la suite de tous les systèmes de médecine
qui se sont succédé, et subir les mêmes variations qu'eux? Sauva-
ges en France, Cullen en Angleterre; après eux Pinel et Broussais,
Brown et Rasori, n'ont-ils pas, au gré de leur imagination, refait
successivement cette partie de la science médicale ? N'avons-nous
pas maints traités de matière médicale qui sont en continuelle contradiction sur les propriétés positives des médicamens ? Est-il étonnant, d'après cela, que des esprits sévères aient refusé de reconnaître dans cette versatilité de vues ; le caractère, le cachet de la
vérité ? Cette partie de la science était donc toute à refaire, comme
l'avaient senti les auteurs que je viens de nommer.

Mais pour réussir dans cette entreprise et fonder un établissement durable, il fallait prendre ses fondemens dans la nature elle-
même, n'employant que les matériaux fournis par elle.

C'est ici qu'est tracé d'une manière saillante le signe caractéristique qui distingue Hahnemann de ses prédécesseurs. Il a, comme
on sait, renoncé à l'exercice de la médecine, jusqu'à la décou-

L'homœpathie, comme sa sœur aînée, distingue les maladies en aiguës et en chroniques.

---

verte des vertus positives des médicamens, qu'il apprit à connaître en les explorant sur l'homme sain. On ne peut se défendre de partager son étonnement en les voyant produire des maladies semblables aux nôtres. Il dut en inférer que c'est par des maladies médicinales que se guérissent les maladies naturelles. Je ne porterai pas plus loin l'examen des conséquences ultérieures qu'il en tira. Il existe dans ses immortels ouvrages.

Qu'on cesse donc de s'affliger sur la démolition de la matière médicale ancienne, composé monstrueux de contradictions, d'hypothèses et d'erreurs! Cette réforme entraînait nécessairement celle de la pathologie, dont les fondemens ne sont pas moins arbitraires que ceux de la matière médicale. L'histoire de nos maladies, dans l'état actuel de la médecine homœopathique, semble être encore tout entière à créer. L'enseignement la réclame impérieusement. Elle jaillira un jour du sein de la matière médicale, qui en renferme tous les élémens. En attendant cette importante création, le médecin homœopathe n'est nullement condamné à l'oisiveté. A la faveur des symptômes morbides produits par les médicamens, connaissance dont sa mémoire est ornée, et de leur rapprochement des symptômes de la maladie à guérir, un travail sévère de comparaison, qui fait ressortir clairement leur similitude ou leur dissemblance, lui conduit d'une manière sûre la main vers le remède spécifique qui doit triompher du mal. Il faut bien que ce guide de ses procédés thérapeutiques soit fidèle, puisque la guérison en est le résultat. Ainsi se trouve confirmée l'assertion que j'ai avancée il n'y a qu'un instant, que la matière médicale pure de Hahnemann contient tous les élémens de la pathologie future. Ce qu'on regrette, je le sais, dans la réforme de la pathologie, ce sont les noms donnés à nos maladies, noms trouvés jusqu'ici si commodes, pour préjuger leur diagnostic. Sans doute une nomenclature est indispensa-

Il n'est point de mon sujet de présenter un tableau nosologique des unes et des autres, mais bien de recher-

---

ble à la science. Mais tel ne doit pas être son usage. Chaque science à la sienne. Elle appellera, tant pour l'enseignement de la science que pour son exercice, les maladies à l'examen, mais sans rien préjuger sur leur nature et leur traitement. Il ne sera pas impossible de conserver les ordres, les classes et les genres que la médecine a empruntés de l'histoire naturelle, comme représentant des systèmes de l'organisme avec lesquels tel ou tel médicament se trouve dans un rapport d'affinité réelle. Mais cette nomenclature doit constamment demeurer exclusive des espèces, qui seront toujours le patrimoine de l'esprit comparateur du médecin homœopathe. Non, jamais ces ordres, ces classes, ces genres ne pourront, quelque profonde qu'en soit la connaissance, renfermer l'idée de la cause du mal, ni la connaissance du remède qui lui convient, encore moins dispenser le médecin du travail comparateur, qui seul peut diriger son choix dans la matière médicale.

Prenons pour exemple le tableau des symptômes suivans exposés par un malade qui demande sa guérison à l'homœopathie.

Élancemens au creux de l'estomac, que le mouvement augmente, plus aggravé encore par un faux pas, provoquant une douleur qui s'étend jusque sous l'hypochondre gauche, et cesse dès que le malade est couché. L'appétit existe, mais dès qu'il a mangé, surviennent des nausées, la bouche se remplit d'eau, comme dans l'affection vermineuse. Chaque repas est suivi de renvois fréquens. Il y a de la chaleur et de la soif le jour, de l'insomnie dans la nuit. Le malade accuse un caractère violent, porté à la colère. L'école ancienne rangerait cette affection dans la classe des maladies bilieuses. Le malade ajoute qu'il sort des mains d'un médecin qui lui a administré des remèdes anti-bilieux sans aucun succès.

Le médecin homœopathe, sans songer à donner un nom à la maladie, recueille fidèlement les symptômes qui la composent,

cher pourquoi les maladies propres à l'enfance opposent
quelquefois tant de difficultés et même d'impossibilité à

chacun d'eux réveille dans sa mémoire le nom de plusieurs médicamens auxquels il reconnait la propriété de le produire. Il les
inscrit pour plus de fidélité à côté du symptôme exprimé ; ce travail peut se faire de mémoire. Mais, entre tous ces remèdes, il en
est toujours un qui répond plus complétement à la totalité des
symptômes constitutifs de la maladie. Il en est le représentant fidèle. Compulsez la *Matière médicale*, et vous trouverez que ni la
belladonne, ni la noix vomique, ni la pulsatille, qui se sont présentées
à l'esprit du médecin pendant le récit du malade, ne renferment
aussi complétement que la bryone l'image de la maladie. Il n'y a
rien de commun, ainsi qu'on vient de le voir, entre la manière de
procéder du médecin de la nouvelle école et celui de l'ancienne. Le
premier n'a consulté que la nature pour la recherche de son diagnostic. C'est elle-même qui a écrit l'histoire de nos maladies dans
le grand cadre des symptômes produits par les médicamens. On ne
peut puiser à une source plus pure. C'est elle qui parle. C'est elle
qui indique le remède que réclame sa souffrance: Avant la découverte de la loi des semblables , proclamée par l'épreuve des médicamens sur l'homme sain, le médecin n'avait pour guide que des
généralités, toujours insuffisantes, là où tout est spécial ; généralités
aidées , il est vrai, de l'analogie des maladies entre elles, deuxième
guide, plus ou moins trompeur, en tant que chaque maladie est une in-
dividualité, c'est-à-dire elle-même et jamais semblable à une autre. Si
à ces deux sources de déceptions vous joignez le danger d'une matière
médicale incertaine et hérissée de contradictions, vous aurez la mesure de l'épaisseur des ténèbres qui environnent le médecin allopathe.

Il n'est donc pas si condamnable, l'homme que ne peut contenter un si haut degré d'imperfection de son art. Combien d'autres
n'ont pas, comme lui, sinon renoncé à son exercice, du moins

leur guérison, tandis que, chez d'autres sujets, elles cèdent, comme d'elles-mêmes, aux soins les plus légers, parcourant leurs diverses périodes sans exposer la vie au moindre danger.

Si nous prenons l'enfant au sortir du sein de sa mère, nous le voyons souvent naître chétif, formé de chairs molles et flasques, apportant, à son entrée dans le monde, un air de vieillesse et de vétusté, bien qu'il doive le jour à des parens dans la force de l'âge, présentant toutes les formes de la santé.

En le suivant dans cette période qui le sépare de la dentition, on le voit en proie au vomissement, au dévoiement, aux douleurs de ventre, à l'insomnie, aux convulsions, sans qu'on puisse en accuser le lait de sa

---

réduit sa pratique à la simple expectation, se condamnant ainsi eux-mêmes à une inactivité qui équivaut à une véritable dénégation de l'existence d'une médecine autre que celle de la nature.

S'il y a, dans cette conduite, de la conscience et de la philanthropie, il n'y a pas moins de désespoir. Une pensée consolante ne devait-elle pas s'offrir à leur esprit, pensée religieuse même, que celui qui nous fit sujets à la douleur, ne nous l'imposa pas, sans placer le remède à côté d'elle. Cessons donc de regretter les matériaux d'un édifice que, quelque pompeux que l'ait fait l'esprit secondé de l'imagination, n'habita jamais la vérité. Sur ses ruines s'en élève un autre dont la nature elle-même s'est faite l'architecte. A côté de ces innovations, voyez le respect du novateur pour les sciences auxiliaires de l'art de guérir, l'usage qu'il fait de la physique, de la chimie, de l'histoire naturelle, de l'anatomie, de la physiologie, pour éclairer ses recherches, diriger ses expériences et former son langage.

nourrice , et les soins hygiéniques dont il est l'objet.

Arrive cette fonction de la dentition , qui vient aggraver les maux dont il est déjà atteint, et en ajoute d'autres
encore plus alarmans. La digestion s'annulle, les sucs
nutritifs sont entraînés au dehors par un dévoiement
lientérique et colliquatif, qui émacie l'enfant et prive la
nature des forces nécessaires à l'éruption des dents. D'autres fois les mouvemens vitaux trop violemment portés
vers la tête, appelés par l'irritation dentaire, mettent
en danger le cerveau, dont l'excitation et l'engorgement
développent bientôt des convulsions promptement mortelles. Combien de fois la nature, en dépit de l'art qui la
contrarie, vient au secours de ces petits malheureux ,
par des éruptions cutanées, dont le siége de prédilection
est le plus ordinairement la tête. Il est rare qu'on ne
voie pas s'y joindre l'engorgement des glandes maxillaires
de celles dont le cuir chevelu est parsemé. Cette époque
est aussi celle des ophthalmies, des écoulemens sanieux
par les oreilles et le nez, tous symptômes auxquels on a
donné le nom de scrofules.

C'est sur ce fond si impur que viennent tôt ou tard se
greffer la variole, la vaccine, la rougeole, la fièvre scarlatine, tributs imposés à l'enfance. On ne peut penser
sans frémir à l'énorme dévastation opérée par ces fléaux
parmi nos jeunes populations. Ont-ils échappé à leur
fureur, c'est pour traîner une vie languissante, grevée
de maux chroniques, revêtus des noms d'obstructions
du mésentère, d'atrophie, de rachitisme, de maladie an-
glaise, de *spina ventosa*. Les moins malheureux sont ceux

auxquels un exanthème psorique, dartreux ou herpétique tient lieu de ces autres dégénérations, résistant opiniâtrément à tous les traitemens auxquels on le soumet.

Ici est loin de finir la carrière de douleurs qu'il est condamné à parcourir. La nature n'achève l'homme qu'à la puberté. C'est l'époque du complément de la vie. De quels matériaux va se composer la virilité de l'un et la nubilité de l'autre? Un grand nombre n'ont pu l'atteindre, ou ils ont trouvé en l'abordant l'écueil où la mort n'attendait que leur arrivée pour décomposer un organisme dégénéré. Elles sont innombrables les formes sous lesquelles elle les enlève. La plus commune est la phthisie pulmonaire pour l'un et l'autre sexe. Et, comme si la nature avait mis à un plus haut prix les charmes du plus beau des deux, à ce danger imminent viennent se joindre les mille et une douleurs d'une menstruation qui ne peut s'établir. Ici je m'arrête; devenu pubère, l'enfant cesse d'être le sujet des considérations présentes.

Le tableau rapide que je viens de tracer ne peut, je crois, être accusé d'exagération. Qui de nous n'a pas mille fois déploré l'insuffisance de nos procédés curatifs dans le traitement des maladies du jeune âge? Une nature jeune, toute neuve, encore étrangère aux modifications morbides que lui prépare la société, libre des passions, si fort ennemies de l'harmonie des fonctions de la vie, semble devoir offrir au cultivateur une terre vierge, et promettre des récoltes exemptes de toute ivraie. Oui, il en serait ainsi, et l'enfant réaliserait en naissant le beau idéal de la santé, s'il ne puisait dans le sein de sa mère les germes de maladies futures, si un système vicieux d'éducation physique ne l'attendait à sa naissance pour lui imposer le tribut de ses funestes usages. C'est à ces deux sources qu'il faut rapporter la défiguration de ce beau modèle de la santé primitive. Dans la première de ces causes, la médecine trouva une sorte de consolation au désespoir de son impuissance, impuissance d'où sortit l'axiome de l'incurabilité des maladies congénitales. Cette sentence de mort régit encore aujourd'hui le monde médical. Entaché de vice originel, l'enfant n'en a pas moins de droits à la sollicitude de l'homme de l'art, qui ne les lui prodigue que pour pallier ses douleurs.

Cet arrêt de mort est-il vraiment sans appel? C'est ce que l'homœopathie ne croit pas. Déjà plus d'une fois elle s'est inscrite en faux contre une pareille décision, par la cure inespérée de maladies reconnues originelles et déclarées incurables par la médecine allopathique.

Ces résultats, heureux autant qu'inattendus, en quelque sorte fortuits, furent originairement ceux d'une pure présomption. La psore, soupçonnée d'avoir causé et d'entretenir ces affections rebelles à tout traitement, fut attaquée avec les remèdes spécifiques dont l'expérience a constaté l'efficacité. Le vice combattu et anéanti dans son principe, les maladies qui n'en étaient que le produit, sont entrées en voie de guérison. C'est ainsi qu'une simple présomption, fondée d'ailleurs sur quelque vraisemblance, devint une certitude, que l'homœopathie ne craignit point d'élever à la dignité d'un principe.

L'école nouvelle, forte de ses expériences aussi heureuses qu'innombrables, ne conserve plus de doute sur l'universalité de la contagion psorique, comme principe de génération ou de complication de la presque totalité des maladies chroniques. Cette doctrine, tout étrange qu'elle paraisse à la première vue, est fondée sur l'observation et l'expérience. Il n'est aucune des formes sous lesquelles peuvent s'offrir les maladies chroniques, que ne puisse prendre et que n'ait prise la psore combinée et identifiée avec l'organisme, ainsi que le démontre Hahnemann dans son admirable *Traité des maladies chroniques*. Tout ce que l'observation lui fit apercevoir d'analogie et de similitude entre les symptômes des maladies chroniques et les symptômes de la psore, l'expérience vint le confirmer et le confirme encore tous les jours dans l'étonnante efficacité des remèdes proprement dits antipsoriques, dirigés contre ces affections. Ainsi fut déchiré le voile épais qui couvrait la cause des maladies réputées incurables. De cette découverte féconde en beaux résultats, il n'était qu'un pas à faire pour arriver à la guérison des maladies originelles; c'était de supposer la congénialité du vice psorique.

On ne manquera pas de m'observer que je retombe ici dans la voie erronée si rudement reprochée par Hahnemann à l'école ancienne. Sans doute l'hypothèse est condamnable, lorsque s'établissant sur le trône de la vérité, elle veut en exercer l'empire; mais l'hypothèse qui, sans prétendre être la vérité, s'avoue ce qu'elle est, et ne s'institue que pour arriver à la découverte du vrai, est légitime. En cette qualité, aux ordres de toutes les sciences, elle est un des premiers leviers de l'intelligence humaine.

L'homœopathie supposa donc que l'enfant né de parens psoriques, apporte en naissant le germe de la psore. Dans ce raisonnement *à priori*, pour parler le langage scolastique, il n'est rien qui ne soit d'accord avec la raison. Ce n'était point d'ailleurs une idée vague, sans liaison avec les faits. Des épreuves avaient été tentées sur ces maladies, dont on ne pouvait approfondir la cause, dont on ne pouvait arrêter le progrès. Le succès dut faire naître de fortes présomptions sur l'essence de la cause à laquelle elles devaient leur naissance; elles avaient aidé à la puissance des remèdes anti-psoriques; donc la psore devait en être la source, et pourquoi l'enfant n'hériterait-il pas du vice psorique, comme il hérite de tous les autres vices humoraux de ses parens? Il n'est pas rare de le voir à sa naissance porter la peine de la lubricité des auteurs de ses jours. Le miasme de la syphilis, qui dans ses ascendans a échappé au pouvoir spécifique du mercure, ne cédera dans son état d'hérédité chez les descendans qu'à la puissance de ce remède. Ce fut toujours vainement qu'on tenta de substituer d'autres médicamens au mercure. C'est avec la même vanité de succès que la psore est combattue par des médicamens étrangers à son essence. L'un et l'autre miasme demandent le spécifique que leur a destiné la nature, des forces seules de laquelle ni l'un ni l'autre ne peuvent recevoir leur extinction.

On voit qu'il y a sur cette matière quelque communauté d'opinions et même de principes entre l'école ancienne et l'école nouvelle. La différence qui les sépare ne porte que sur la question de l'universalité de la psore. Force est à l'allopathie de l'admettre, si elle veut sans prévention se pénétrer des grandes vérités exposées dans l'ouvrage de Hahnemann sur la nature et le traitement des maladies chroniques. Et pourquoi s'y refuserait-elle, lorsque ces vérités lui donnent le secret de la cure de ces maladies, dont la résistance à tout traitement, même le plus rationnel, fait depuis si long-temps et tous les jours encore son désespoir ?

Ce principe admis, voyez combien clairement s'expliquent la génération des maladies de l'enfance, leur complication, leur danger et leur pertinacité. Mais, pour les bien comprendre, il est indispensable d'admettre le double état dans lequel peut se trouver la psore.

La psore, comme tous les miasmes chroniques, a deux états bien distincts, celui du sommeil et celui du développement. La psore sommeille comme l'arthritis, dont les goutteux se croient souvent délivrés, parce qu'elle les a laissés tranquilles pendant quelques années. Qu'un trouble physique ou moral survienne, on voit cette dernière sortir de ses profondeurs, sous l'une ou l'autre de ses formes multipliées. La psore héréditaire ou acquise est latente ou patente, selon l'état d'harmonie ou de désharmonie de l'organisme. Une santé en apparence parfaite peut concorder avec la présence de la psore dans l'organisme. J'ai dit en apparence; car un

examen attentif y laisse tonjours apercevoir quelque la-
cune. Quelques efflorescences sur la peau, quelques
croûtes au cuir chevelu, un peu d'écoulement par les
oreilles, de chassie aux paupières, ne paraissent pas
constituer une exception. A la manière de certains animaux, les enfans, dit-on, jettent leur gourme. Ces
symptômes peu importans sont, à juste titre, regardés
comme un effort heureux de la nature pour se débar-
rasser de ce qui l'incommode. Ils sont, en effet, un
mouvement médicateur, dont le but est d'éloigner des
organes nobles une impureté, une acrimonie psorique.
Chacune de ces excrétions est une fontanelle donnant
issue, non au vice, mais bien à ses produits. Ainsi
procède la nature, notre premier et sage médecin. Mais,
quelle que soit sa sagesse, elle ne triomphera pas du
vice miasmatique, sans l'aide des secours exclusivement
propres à sa destruction. L'imitation de ses procédés
n'est donc pas toujours de rigueur, sauf les cas où l'on
ne peut faire mieux qu'elle ne fait elle-même. Ici trouvent leur justification les irritations et suppurations cutanées artificielles imposées par l'art à la nature, quelquefois oublieuse de ses procédés curateurs. Encore ne
faut-il pas se presser de l'accuser d'oubli, lorsque, con-
trariée par des traitemens en honneur, elle n'a pu opérer
une métastase heureuse.

Cependant, malgré l'apparente innocuité de cette légère expression de la psore, à côté de laquelle marche
de front la santé, l'enfant qui l'offre à l'œil n'en doit pas
moins être considéré comme un sujet psorique, chez le-

quel les mouvemens morbides, déterminés par le développement des organes, aussi bien que les états morbifiques accidentels provoqués par les agens extérieurs,
n'auront jamais une marche simple et naturelle. La
psore, déplacée du siége que lui avait assigné la nature,
par le trouble général des fonctions, plus encore par une
irritation vivement prononcée dans un organe, ou passant de l'état de sommeil à celui de développement, en
vertu des causes susdites, la psore, dis-je, s'associe au
mouvement perturbateur, pour le compliquer de symptômes anomaux, ralentir ou pervertir sa marche, et déterminer ces fausses crises qui compromettent des organes
qui ne sont point destinés à l'expulsion de leurs produits.

Prenons pour exemple le mouvement d'évolution qui
accompagne la formation et l'éruption des premières
dents. Il n'est qu'une voix sur l'imminence des dangers
dont cette importante fonction s'environne. Cette époque de la vie de l'enfance est la plus féconde en trépas.
Qui de nous n'a pas été douloureusement frappé de la
facilité avec laquelle certains enfans reçoivent leurs premières dents, tandis que d'autres se trouvent, pendant
toute la durée de cette fonction, comme continuellement
suspendus entre la vie et la mort? Combien de familles
chaque année réjouies par une naissance, chaque année
plongées dans l'affliction et le deuil! C'est une inflammation, une hydropisie cérébrale, ou une diarrhée consomptive, qui moissonne impitoyablement ces objets de
leur tendresse. Vainement on a suspecté le lait de la
mère et substitué celui d'une nourrice vrai modèle de

la santé des champs; ces innocentes victimes n'en ont
pas moins succombé. Il est inutile d'ajouter que la médecine ne fut pas pour elles moins prodigue de soins que
l'amour maternel. Où faut-il donc chercher la cause de
ces déplorables événemens ? Je dirai avec l'école ancienne, dans les dispositions congéniales; avec l'homœopathie, dans la psore originelle. Les observations
suivantes aideront peut-être à éclaircir les doutes que
peut laisser cette assertion.

PREMIÈRE OBSERVATION.

Un enfant de dix mois, né de parens juifs, d'une
belle santé, fut atteint trois mois après sa naissance
d'une éruption teigneuse au cuir chevelu, sèche pendant
quelque temps, puis devenue humide, d'une odeur infecte, accompagnée d'une vive démangeaison. On le
soumit à un traitement qui ne changea rien à son état.
A un peu d'insomnie près, causée par le besoin de se
gratter, l'enfant jouissait d'une santé parfaite. La dentition veut s'établir, et bientôt éclatent les symptômes qui
l'accompagnent ordinairement. Agitation, chaleur, augmentation de chaleur, perte de l'appétit. Le ventre se
dérange et laisse sortir les alimens et le lait sans signes de
digestion. On remarque bientôt que la tête se sèche, que
les croûtes qui la recouvraient tombent et laissent voir
le cuir chevelu à peu près propre et sain. Cet événement
réjouit un peu les parens attristés. Mais tout va de mal
en pis. On invoque l'homœopathie : je suis appelé.
C'était le troisième enfant, que l'on craignait de perdre

comme on avait perdu ses deux frères. Le diagnostic
était lucide ; la retraite de l'humeur psorique sur les organes de la digestion avait causé en peu de jours cet état
de dépérissement. Je procédai à la cure de la manière
suivante :

On sait que, pour faciliter le fractionnement des remèdes, l'homœopathie imprègne cent petits grains de sucre
de lait d'une goutte de leur teinture spiritueuse. Chacun de ces grains ainsi chargés de la puissance médicinale, forme donc la centième partie d'une goutte.
L'arsenic, placé avec justice au rang des remèdes antipsoriques, cadrait avec les symptômes principaux de la
maladie. Agitation continuelle de tout le corps ; soif inextinguible ; l'enfant n'avale qu'une gorgée, mais il y
revient à tous momens ; selles fréquentes, liquides, icho-
reuses ; émaciation complète ; face hippocratique. Telles
sont les propriétés médicinales caractéristiques de cette
substance. Le premier jour, un de ces petits grains de
la fraction décillionième ; le deuxième jour, deux ; le
troisième, trois furent administrés ; le tout accompagné
d'une boisson d'eau panée laiteuse et sucrée. Déjà le
deuxième jour les selles avaient diminué de fréquence ;
la soif était modérée, et l'enfant redemanda le sein ; le
danger était évidemment conjuré. Mais l'espoir d'une
guérison ne pouvant se fonder que sur la réapparition
de la psore à la peau, tous les efforts de la médecine devaient être dirigés vers ce but. Le soufre, entre tous les
antipsoriques, réclamait la prééminence. Je le donnai
à la fraction centième du décillion : il fut répété le troi-

sième jour, puis le sixième jour, puis le huitième, avec addition d'un grain de plus à chaque nouvelle dose. J'en suspendis l'administration aussitôt que la démangeaison à la peau me signala le retour de la psore vers cet organe. En effet, je ne tardai pas à voir percer au cuir chevelu, à la face, une quantité innombrable de petits boutons qui, se réunissant, formèrent bientôt une seule croûte. Cette éruption devint générale. Les bras, les cuisses, le ventre en reçurent la plus grande partie, à l'avantage de la tête, qui fut très-ménagée. La maladie ne se borna point au système cutané. Les glandes du cou se gonflèrent, et la nuque offrit une bordure de glandes souscutanées dans le même état de tuméfaction. Une des oreilles se prit d'un écoulement sanieux et fétide. Sous cette dégoûtante enveloppe, on voyait avec satisfaction refleurir la vie. Tous les organes fonctionnaient à l'envi. Je laissai le soufre parcourir toute sa sphère d'activité, dont la durée fut de trois semaines.

On vient de voir la psore, dans son retour à la peau, embrasser avec elle le système glanduleux jusqu'alors par elle respecté. La psore peut donc attaquer les glandes et le système lymphatique, auquel elles appartiennent, et prendre ainsi la forme des scrofules; et quel est le système de l'organisme qui soit à l'abri de ses invasions? Si les scrofules eux-mêmes ne sont qu'une de ses formes multiples, nous trouvons dans leur diffusion chez les sujets en bas âge, une nouvelle confirmation de la même diffusion de la psore, c'est-à-dire de sa presque universalité. Mais revenons à notre petit malade, arraché à une mort

presque certaine, reconstitué, par deux remèdes antipsoriques, dans son premier état. J'ai dit que l'engorgement des glandes était venu s'associer aux éruptions. Aux
termes mêmes de l'homœopathie, un remède adapté à
ce nouveau symptôme caractéristique devenait nécessaire ; je le trouvai dans la *calcarea carbonica* (*voyez* la
Matière médicale, antipsoriques). La fraction trentième
du décillion, c'est-à-dire trois petits grains de ce remède, furent administrés. Son effet fut un commencement de résolution des tumeurs glanduleuses. Le nez,
jusqu'alors presque sec, s'humecta et donna issue à une
grande quantité de mucosités, crise toute matérielle. La
desquamation de la peau commença ; l'oreille cessa de
suppurer ; les glandes rentrèrent visiblement sur elles-
mêmes. Le remède fut donné au malade deux fois encore, de dix en dix jours, de sorte que l'enfant resta
sous son influence l'espace d'un mois, après lequel
temps, l'amélioration cessant de marcher, force fut de
recourir à un autre médicament. La baryte s'offrait pour
achever le dégorgement des glandes et remédier à trop
de fréquence et de liquidité des selles, qui s'opéraient
sans douleur. Même dose du remède, répétée tous les
trois jours jusqu'aux signes d'une réaction qui se mani-
festa le sixième jour. Après quelques élancemens dans
les glandes malades, c'était plaisir de voir s'opérer
leur diminution, et les selles se raffermir et se mouler.
Il ne restait au bout de trois semaines, de toute la maladie, que quelques boutons et croûtes épars çà et là,
dont la démangeaison qui les accompagnait décélait en-

core la non-extinction totale de la psore. Le soufre fut rendu au malade, qui en reçut une nouvelle éruption; elle fut aussi la dernière. La peau entièrement desquamée, l'enfant n'éprouvait plus que de la démangeaison bornée à quelques parties de la surface, où la peau conservait un caractère inégal et rugueux. Le *rhus toxicodendron*, générateur de ces deux symptômes sur l'homme sain, les fit promptement disparaître. Il fut répété deux fois. Cet enfant est aujourd'hui âgé de trois ans. Les actes successifs de la dentition se sont passés sans ramener aucun accident. Il jouit de la plus belle santé. On ne peut, sans prévention, méconnaître ici l'existence d'une psore acquise ou originelle, mais plus vraisemblablement héréditaire (on sait que les juifs en sont en possession et en quelque sorte dépositaires de temps immémorial), qui, à l'origine de la dentition, est venue compliquer cette fonction et lui prêter tous ses dangers. Non détruite, elle n'eût pas manqué de s'adjoindre à toutes ses périodes subséquentes, lesquelles n'ont rien présenté qui ne soit dans l'ordre naturel de cette fonction.

Je ne puis passer sous silence le phénomène pathologique de l'engorgement des glandes qui a caractérisé le retour des éruptions cutanées. Il ressort de cette apparition, ce me semble, une forte présomption que la maladie que nous nommons *scrofules* (dénomination qui n'apprend rien qu'une ignoble comparaison de l'homme avec un animal immonde) n'est autre chose que la psore en action sur le système lymphatique. A aucun des âges de la vie de l'homme, ce système n'exerce plus d'empire sur l'économie animale que dans l'enfance. Il est, avec les glandes, le premier facteur de la reproduction, à cette époque de la vie où son maintien et l'accroissement doublent son activité. L'organe digestif en est le principal théâtre? Aussi voit-on cette prédominance organique, pour peu qu'elle soit aidée des fautes de régime, devenir un point d'attraction pour les humeurs viciées, comme pour les mouvemens vitaux, dont elle surabonde. Cette époque de la vie est aussi celle des engorgemens du ventre, depuis la simple tuméfaction jusqu'à l'endurcissement le plus complet, vulgairement nommé carreau? L'incurabilité de ces maladies a fait rechercher après la mort, dans l'autopsie cadavérique, leur cause. Le gonflement, l'endurcissement, la suppuration même des glandes du mésentère, sont les premiers objets qui ont frappé la vue de l'observateur. Ainsi s'expliquent le phénomène de la lienterie, celui de l'atrophie des membres, privés de nutrition et de reproduction, et cette faim canine, qui n'est que le cri des membres affamés, retentissant dans l'estomac, auquel ils font un vain appel. Le suc nutritif, ne trouvant point d'accès dans les glandes qui doivent l'absorber, s'échappe en partie par les selles; une autre portion reste plastiquement attachée aux organes du bas-ventre, qui en est épaissi jusqu'à l'endurcissement. Tout le reste de l'organisme languit et dépérit dans l'indigence et l'inanition. Ce tableau déplorable est tous les jours sous nos yeux, et nous n'avons que de vains remèdes à offrir à la douleur, d'inutiles consolations à l'affliction maternelle. Encou-

ragé par quelques succès, j'osai penser que la psore méconnue est la mère de tous ces maux. J'en entrepris la
cure sur l'enfant qui fait le sujet de l'observation suivante :

DEUXIÈME OBSERVATION.

Une petite fille âgée de huit ans, née de parens scrofuleux, ayant joui d'une santé fleurie jusqu'à l'âge de
sept ans, tomba insensiblement dans un état de faiblesse
et de langueur qui alarma les auteurs de ses jours. On en
chercha vainement la cause dans les fautes de régime,
une chute, peut-être, ou une vive frayeur. Elles échap-
pèrent à toute investigation. Les dents se renouvelaient,
il est vrai : mais comment s'en prendre à cette fonction, à cette époque toujours exempte de crises ? Les
digestions se vicièrent peu à peu ; les selles devinrent
liquides, glaireuses et fréquentes ; l'appétit n'en devint que plus vif : il était un des tourmens de la malade.
L'amaigrissement était visible dans toutes les parties du
corps, le ventre excepté, qui avait augmenté de volume.
Le visage réfléchissait, d'une manière marquée, tout le
désordre intérieur. Une teinte d'un vert noir appelait
tous les regards et saisissait douloureusement les cœurs.

Un sommeil doux et assez long enrayait jusqu'à un
certain point les progrès du mal. L'enfant, né vif et spi-
rituel, pouvait encore vaquer à l'étude et prendre part
aux récréations. Mais le plus léger excès de travail ou de
mouvement amenait la défaillance. Une fièvre intermittente vernale vint s'enter sur cette situation. Force fut
d'en délivrer la malade, chez laquelle les premiers ac-

cès développèrent une anasarque. Le sulfate de quinine
en fit justice. L'enfant se retrouva dans son état antécédent, que l'on continua de traiter avec des fondans, des
toniques ferrugineux et des bains aromatiques, sans aucun succès. C'est dans cet état qu'il me fut amené de
quelques centaines de lieues, sur la foi d'une cure homœopathique que je venais d'opérer dans la famille d'une
personne parente de la mère de cette enfant, à laquelle
cette cure avait été communiquée.

Mon premier soin, en acceptant le traitement de cette
maladie, fut de demander si l'enfant n'avait jamais eu
d'éruptions. J'appris que la tête, autrefois écailleuse,
avait cessé de l'être après l'apparition d'un écoulement
par une oreille. Le père de cette enfant avait rencontré la
psore dans les camps qu'il habite sans cesse.

Éclairé par ces traits de lumière, j'abordai incontinent la maladie avec les remèdes antipsoriques. Le soufre
fit l'ouverture du traitement : deux jours après son administration, reparut la fièvre intermittente, qui n'avait
été que suspendue par le kina. Elle était du type tierce :
peu de froid; beaucoup de chaleur et d'agitation ; absence complète de sueur. J'oubliai tous les antécédens
pour ne m'occuper que de la fièvre, dont la présence ne
pouvait que les aggraver. Le kina, comme on vient de le
voir, n'avait fait que suspendre la fièvre. Il n'était point
le spécifique de l'espèce présente. Ce remède en a imposé jusqu'ici à la médecine par le rapport qu'il a avec
le type intermittent. Mais il y a bien d'autres choses à
voir dans la fièvre d'accès, plus caractéristiques que le

type, qui n'est qu'une forme à laquelle le kina répond mieux que tout autre médicament, mais qui est loin de former le fond de cette maladie. En témoignage de cette assertion, j'appellerai toutes les fièvres intermittentes que le kina non seulement ne guérit point, mais qu'il aggrave. La forme ou le type anéanti, voyez ce qui reste. L'appétit est nul; le ventre est obstrué ou trop relâché; le prétendu guéri est sans force, son teint est jaune, livide; son humeur triste et hypochondriaque. Il en est venu à regretter sa fièvre, que fort heureusement lui rend souvent la nature, beaucoup plus sage que l'art. Il serait plus commode, sans doute, de n'avoir qu'un remède unique à opposer à toutes les spécialités de cette maladie; mais cette massue herculéenne n'existe pas. L'homœopathie, si légèrement accusée de ne regarder qu'à la surface de l'organisme, l'homœopathie voit dans chaque fièvre intermittente autre chose que la circonstance de son retour à tel jour, à telle heure. C'est aux symptômes, expression du mal interne, qu'elle adresse ses remèdes, et le type intermittent n'exprime que la forme, qui ne peut être à elle seule l'objet du diagnostic. Elle n'en excepte que la fièvre intermittente pernicieuse, où le danger d'une mort prompte commande la suppression du paroxysme. Ici, par exception, le fond de la maladie se trouvant transposé dans la forme, elle seule doit être combattue. Elle cède, comme par enchantement, à la puissance fébrifuge du quinquina. Le lecteur excusera cette digression, en considération de l'important service rendu à la science par la doctrine qui établit l'individualisation et la spécialité des maladies, comme principe régulateur de leur traitement.

Pour obéir à cette doctrine , je choisis parmi les fébrifuges l'arsenic , comme répondant le mieux aux symptômes dont cette espèce de fièvre était composée (*voy.* la *Matière médicale pure*). En vertu de sa spécificité , le paroxysme qui succéda à son administration, se montra plus vif et fut le dernier. Non seulement la fièvre ne reparut plus, mais j'eus encore le bonheur de voir les selles diminuer de fréquence et se raffermir ; les lèvres ne tardèrent pas à se couvrir d'une éruption douloureuse, telle qu'on la voit communément apparaître à la terminasion des fièvres intermittentes.

Délivré de cette fâcheuse complication , je pus entrer en voie de traitement direct de la psore. Après dix jours laissés à l'action de l'arsenic, je revins au soufre, trentième partie de la fraction décillionième , c'est-à-dire trois petits grains, qui furent répétés le surlendemain , puis en ajoutant à chaque intervalle un jour de plus. Cette progression fut continuée jusqu'à l'apparition de signes bien sensibles d'une réaction , qui se montrèrent après la septième dose du remède. Les lèvres se gercèrent et boutonnèrent de nouveau ; çà et là sur le visage parurent de petits boutons purulens qui formèrent des croûtes. Peu à peu le nez s'engorgea et donna issue à une grande quantité de mucus d'un jaune verdâtre , souvent mêlé de stries sanguinolentes. Cet écoulement, accompagné d'une démangeaison des plus incommodes, alternait avec un état de sécheresse des narines , qui se remplissaient de croûtes , et un gonflement considérable de tout le nez.

Malgré une amélioration remarquable , due à ces deux remèdes , la tendance du ventre au relâchement subsistait encore. Ce symptôme réclamait un remède spécifique, que je trouvai dans la baryte. Elle fut administrée de la même manière que l'avait été le soufre. L'effet en fut des plus heureux. Dès ce moment les digestions se perfectionnèrent ; la malade reprit des chairs , un teint naturel. La membrane pituitaire continua quelque temps encore à excréter des mucosités , produits matériels de la maladie. Je rendis à la malade une troisième fois le soufre , qui fit éclater sur les bras et les cuisses quelques dartres sèches accompagnées de démangeaisons, qui n'eurent point de suite ; pourtant je crus devoir ajouter au traitement l'emploi du *rhus toxicodendron* , si approprié à l'état dartreux avec sécheresse de la peau. Tel est le petit nombre de remèdes qui triomphèrent de cette grave maladie , dont le traitement dura six mois.

Voilà bien, je crois, une des formes des scrofules clairement prononcés , combattue et anéantie par un traitement de la psore , comme cause génératrice et nutritive de son existence. Je vais les montrer sous une autre forme non moins rebelle à tous les traitemens dictés par la loi des contraires, et cédant avec non moins de bonheur à un traitement antipsorique, inspiré par la loi des semblables.

TROISIÈME OBSERVATION.

La fille d'un très-grand seigneur , âgée de treize ans ,

avait joui depuis sa naissance jusqu'à l'âge de neuf ans,
d'une bonne santé, qui fut momentanément interrompue
par les tributs de la variole et de la rougeole, imposés à
l'enfance. Cette dernière maladie avait laissé sur les
joues une légère dartre farineuse plus nuisible à la beauté
qu'à la santé. Lorsque la démangeaison qui quelquefois
s'y faisait sentir, devenait incommode, on faisait prendre deux ou trois bains qui en faisaient raison. Transpor-
tée des régions les plus froides dans le climat brûlant de
la Perse, où des nuits très-fraîches succèdent à des jours
ardens, elle y contracta un refroidissement qui prit
toutes les formes d'une inflammation du bas-ventre. La
saignée générale et locale, les lavemens émolliens, le ca-
lomel et les frictions mercurielles mirent promptement la
malade hors de danger; mais le bas-ventre resta plus
volumineux du côté droit, un peu au dessus de l'aine,
où résidait une sensibilité douloureuse qui ne supportait
aucune pression; il s'y joignit une constipation opiniâtre qui ne cédait qu'aux clystères et à de doux laxatifs.
La malade passa ainsi une année sans recevoir de la médecine d'autre service que la palliation de son mal. Ra-
menée dans le climat froid où elle était née, elle y rap-
porta son affection devenue chronique. Un refroidissement, ou tout autre cause, lui rendit son acuité première : on vit reparaître tous les accidens qui avaient
caractérisé la première invasion. Même traitement,
même succès, mais toujours incomplet, c'est-à-dire que
l'affection, redevenue aiguë, repassait à l'état chronique
que j'ai décrit, avec addition d'un paroxysme de vomis-

sement, qui revint périodiquement chaque mois. C'est en vain qu'on administra tous les remèdes sédatifs ; ils étaient incontinent rejetés, ainsi que les alimens et les boissons. D'abondantes hémorrhagies nasales, répétées presque à chaque vomissement, vinrent compliquer cette maladie, ajouter aux anxiétés des médecins, aux craintes de la famille. Dans cet état d'inefficacité de tous les remèdes, on eut recours aux sangsues appliquées sur la région de l'estomac, qui, comme par enchantement, calmèrent tous les accidens. La malade sortit de là tranquille, mais très-affaiblie, tant par l'inanition que par une perte de sang et de sucs. Ainsi se passa encore une année, marquée chaque mois par le retour périodique des accidens ci-dessus décrits, et dans leurs intervalles par une faiblesse croissant avec les paroxysmes, et la permanence du gonflement et de la douleur fixe au côté droit du bas-ventre : telle était la situation de la malade lorsqu'elle me fut confiée.

Il y avait de la témérité peut-être dans cette entreprise ; il y avait aussi de l'amour de l'humanité et de la science. Pourquoi désespérer d'un malade dans l'âge de l'espérance, d'une nature toute jeune, que l'art n'avait peut-être pas entièrement défigurée, à laquelle n'avaient point été adressés les vrais secours qu'elle réclamait ? Je tentai la cure ; en voici les résultats :

Il était évident pour moi que cet appareil de symptômes plus ou moins graves, toujours calmés, jamais anéantis, couvrait une cause cachée, miasmatique, méconnue par le peu d'importance qu'on lui accordait,

j'ai presque dit] par l'oubli dans lequel on l'avait lais-
sée. On a vu plus haut que la malade portait sur les
joues une dartre farineuse dont on calmait l'irritation,
que l'on faisait même disparaître par l'usage des bains.

Le passage d'un climat froid à un climat chaud ayant
donné plus de gravité à cet exanthème, on recourut
plus fréquemment aux bains, d'ailleurs si agréables, si
bienfaisans dans les régions chaudes. L'éruption ayant
disparu, on se félicita d'une guérison offerte en quelque
sorte par la main du plaisir. C'est au sein de ce bonheur
perfide qu'éclata la maladie dont j'ai tracé le tableau. Il
ne vint à l'idée de personne que la rétrocession de cet
exanthème pouvait n'être point étrangère à l'événement. On peut justement reprocher à la médecine de
tous les temps, d'avoir toujours donné peu d'attention
à ces maux superficiels, par la raison sans doute qu'ils
laissent subsister à côté d'eux la plus belle santé. Mais
cette belle santé n'est-elle pas leur ouvrage? Sans doute
leur refoulement à l'intérieur de l'organisme n'allumera point ce prompt incendie, ne produira point ce
désordre subitement mortel que l'on voit succéder à la
retraite des exanthèmes aigus. Mais pour n'être point
instantanés, en sont-ils moins réels et moins dangereux? Comment se fait-il que l'art, qui recommande
avec tant de scrupule l'entretien d'une fontanelle destinée à excréter les produits d'une maladie interne, ne
respecte pas davantage ces efflorescences cutanées, si
faussement nommées vices locaux, tandis qu'elles sont
la fidèle expression d'un désordre secret, dont le silence

n'est acheté qu'au prix de quelque démangeaison, dont la sensibilité n'est avertie que lorsqu'une main téméraire vient y toucher. Il y a contradiction manifeste dans ces deux procédés, si différens, dans une même cause.

Grâce au fondateur de l'homœopathie, ces erreurs, si fatales à l'humanité, cessent de ternir la science, qu'un nouveau jour éclaire. Flétries du sceau de l'ignorance, elles se sont réfugiées dans le grossier empirisme des siècles de barbarie.

Après un des paroxysmes de vomissement terminé comme d'habitude par l'application des sangsues sur l'épigastre, je recueillis tous les symptômes survivant à cette période. Faiblesse générale, pâleur extrême, appétit médiocre, langue nette, point de soif. Le côté droit du bas-ventre est élevé sans dureté, et douloureux, surtout quand on le comprime. Constipation opiniâtre. Le sommeil long et paisible; le caractère, naturellement doux, est devenu irascible, quinteux; la tête est souvent douloureuse du côté droit. C'était toujours par la narine droite que se faisait l'hémorrhagie. La peau de toutes les parties du corps était pure et sans tache. Après avoir réglé le régime que l'on connaît, je songeai à combattre la constipation, dont la présence devait influencer l'estomac ainsi que l'engorgement latéral du bas-ventre. La noix vomique et l'ellébore blanc, alternés, en triomphèrent en quelques jours. Cet événement fut suivi d'un surcroît d'appétit, d'une augmentation visible des forces et d'une diminution marquée de la douleur de côté. Dès lors je pus me flatter de l'espoir que les paroxysmes mensuels seraient anéantis, ou tout au moins palliés ; le temps de leur apparition approchait.

On m'avait appris que leur approche s'annonçait par l'exacerbation du mal de tête, de la douleur du ventre et un surcroît d'irascibilité dans l'humeur. Le pouls me découvrait quelque stricture de l'artère ; je savais que l'hémorrhagie nasale, qui reparaissait de temps à autre dans l'intervalle des paroxysmes, les accompagnait fidèlement. C'en fut assez pour me déterminer à donner l'aconit, qui répondait à ces symptômes. Il fut administré vingt-quatre heures avant le retour de l'accès, qui n'eut pas lieu. Le vomissement s'établit le lendemain matin, immédiatement après le déjeuner. Appelé sur l'heure, je donnai à la malade la noix vomique, fraction décillionième, et lui interdis toute boisson et tout aliment. Cette prescription était fondée sur la remarque que toute ingestion blessait mécaniquement la sensibilité de l'estomac. Je défendis également toute espèce de mouvement, qui, toutes les fois qu'il avait lieu, provoquait des nausées. Ainsi condamnée à l'inaction et à l'immobilité, la malade fut délivrée au bout de vingt-quatre heures de ses vomissemens. Une très-courte hémorrhagie nasale parut dans cette période. Le ventre, constamment serré dans chacun des paroxysmes antérieurs, non seulement resta libre dans celui-ci, mais encore fournit plusieurs évacuations. C'était avoir beaucoup obtenu que d'avoir amené cette période, ordinairement si longue et si affaiblissante, à une durée plus courte, dégagée de pertes de sang et de suc gastrique.

Aussi la convalescence fut-elle rapide. Le lendemain la malade avait repris son train de vie ordinaire ; cependant je ne pouvais me dissimuler que la maladie subsistait encore dans toute son intégrité. Le symptôme périodique du vomissement, tout menaçant qu'il était, était loin de la constituer. Elle gisait tout entière dans l'engorgement du bas-ventre, toujours rénitent, toujours douloureux. J'employai tout l'intervalle d'un paroxysme à l'autre à le combattre avec la baryte et le foie de soufre, alternés, le premier remède à la fraction décillionième, le second à celle dix-millionième. C'est à leur action sans doute que je dus le bonheur de voir le futur paroxysme ne revenir que beaucoup plus tard, c'est-à-dire au bout de cinquante-quatre jours, et avec plus de douceur. Il fut composé de deux vomissemens et d'une faible hémorrhagie nasale.

Cependant la tumeur ventrale décroissait à vue d'œil ; la douleur était moins vive, et avec de longues intermittences. La constipation avait disparu, et l'embonpoint de la malade promettait une prompte guérison. Après avoir répété deux fois la baryte et le foie de soufre, je passai au *calcarea carbonica*, reconnu si efficace dans les affections scrofuleuses (*voyez* la Matière médicale pure). Il fut administré à la dose décillionième entière, en rapport avec l'impressionnabilité de la malade, visiblement diminuée. L'effet en fut si heureux, que le paroxysme mit deux mois à reparaître, composé seulement d'une évacuation sans hémorrhagie. La malade ne fut point obligée de s'aliter. Après trois semaines de l'action de ce remède, je revins à la baryte et au foie de soufre, qui terminèrent la cure. La mère de cette demoiselle, à laquelle on avait conseillé les eaux de Marienbad, emmena sa fille avec elle, avec prescription de ma part de les lui faire boire.

On pourra s'étonner peut-être d'entendre un médecin homœopathe prescrire l'usage des eaux minérales, si contradictoire avec les principes de l'homœopathie, qui dose si faiblement ses remèdes.

La contradiction n'est ici qu'apparente. Il faut bien se garder de croire que l'homœopathie, conseillant l'usage des eaux minérales, en inonde ses malades, à la manière de l'école ancienne. Mais ce qu'elle fait, et ne fait pas l'allopathie, c'est d'appliquer ce remède conformément à la loi de guérison sur laquelle elle se fonde. Assez d'observations faites sur des personnes que le désœuvrement, le désir de se mieux porter encore, conduisent à ces sources, ont démontré leurs propriétés médicinales, je veux dire la vertu de convertir l'état de santé en celui de maladie. Non contente de ces données, pour elles trop exactes, l'homœopathie en a fait l'épreuve sur l'homme sain, seule voie qui puisse conduire à la connaissance de leurs vertus positives. Ainsi scrutées, les eaux minérales ont fourni des tableaux symptomatiques, réfléchissant l'image d'un grand nombre de nos maladies naturelles. A ce titre, elles devaient prendre rang dans la matière médicale de l'homœopathie. Toutes fois donc que cette dernière rencontre une similitude entre la maladie médicinale produite par les eaux minérales et la maladie qu'elle se propose de guérir, elle en dispose comme d'un bien légitimement acquis, sans cesser d'être fidèle à ses principes, quant au mode de leur administration ; ce n'est point l'homœopathie qui se rapproche de l'école ancienne, mais bien cette dernière qui fait de l'homœopathie sans s'en douter.

En effet, si l'on considère l'extrême atténuation à laquelle la nature réduit les parties médicinales constituantes de ces eaux, si parfaitement imitée dans la préparation des remèdes homœopathiques, on ne peut n'être pas frappé du degré de similitude qui existe entre le procédé curatif de la nature et celui de l'homœopathie, en d'autres termes, que, à aucune époque, la médecine ne s'est autant rapprochée de la nature que l'homœopathie. C'est en raison de cette excessive atténuation, que cette dernière permet à ses malades l'usage répété journellement de ses remèdes, ce qui lui donne un air de ressemblance avec l'allopathie. Mais ici encore l'homœopathie ne ressemble qu'à elle-même, depuis qu'elle a découvert que la répétition de ses atomes médicinaux est indispensable dans le traitement des malades, descendus, à la suite de longues souffrances et de cures nombreuses inefficaces, à ce degré de torpeur qui les rend insensibles à toute impression médicamenteuse, ou bien encore lorsque leur impressionnabilité se trouve, par l'action des mêmes causes, montée à un tel degré d'exaltation, qu'ils ne peuvent être qu'effleurés par le médicament, si toutefois il est étendu dans beaucoup d'eau. Cette découverte est due au docteur *** qui, n'ayant pu, pendant le cours d'une année, que pal-

lier une céphalalgie violente, imagina de l'attaquer avec
un atome de phosphore , partie centième de la fraction
décillionième de ce remède , dissous dans quelques
onces d'eau , dont il faisait prendre une cuillerée chaque
jour. Il triompha ainsi de cette maladie jusque-là rebelle
au même médicament administré à la même dose, mais
sans lavage.

Qui ne voit ici une véritable identité entre le procédé
curatif de la nature, opérant une guérison par les eaux fa-
briquées par elle-même, et celui du médecin homœopathe
que je viens de nommer ? Ce fut une dernière tentative
qu'il fit contre une maladie désespérée. Il réussit , parce
qu'à son insu il imitait la nature. N'est-ce pas aussi avec
une sorte de désespoir que l'école ancienne envoie aux
eaux minérales les maladies rebelles à tous ses traitemens ?
On sait quelle faiblesse , quel épuisement les malades em-
portent avec eux; quelle est l'exaltation de leur sensibilité, ou le défaut de réaction de cette puissance vitale.
Bienheureux sont-ils , si le hasard qui leur a donné ce
conseil, a mis leur maladie en rapport avec la maladie
médicinale des eaux ! plus heureux encore d'y trouver
une diététique auxiliaire de l'action des eaux , que jusque-là on n'avait pas songé à lui imposer. Qu'ils ne s'ef-
fraient point si les premières doses du remède provoquent une aggravation de toutes leurs douleurs. D'ailleurs
le médecin des eaux est là pour calmer leurs craintes et
leur apprendre que cette aggravation est le présage de
leur guérison.

N'est-ce pas là bien encore de l'homœopathie? mais

c'est tout ce que le médecin allopathe en sait. C'est une connaissance de fait qu'il partage avec les habitans du lieu, qui de temps immémorial le voient tous les ans se répéter sous leurs yeux. Il était réservé à l'homœopathie d'en trouver la cause dans la similitude des symptômes médicinaux avec les symptômes de la maladie, ce qui veut dire que, la maladie du médicament étant en tout semblable à la maladie naturelle, cette addition de mal à un mal semblable doit nécessairement aggraver ce dernier, aggravation qui constitue sa spécificité.

Toujours guidé par l'observation, le médecin des eaux minérales tempère cette aggravation en tempérant l'administration de son remède, dont il modifie la quantité ou même suspend l'usage, dont l'expérience lui enseigne qu'on ne doit pas abuser. Le malade arrivé à la fin de sa cure se plaint-il d'être imparfaitement guéri, son médecin l'assure que l'action des eaux s'étend à quelques mois au-delà de la terminaison de leur usage, et que dans les mêmes proportions il verra progressivement son état s'améliorer. Ce pronostic est-il autre chose que l'homœopathie, qui attend de son remède une réaction de l'organisme, qui souvent a la durée de quelques mois? Enfin, dernier terme de ressemblance, le malade a reçu le conseil de se rendre une seconde, une troisième année aux mêmes eaux, pour achever une guérison qu'une seule et unique administration du remède n'a pu opérer. Il me semble, par cette sage conduite, qu'on ne peut être plus complétement homœopathe. Qu'en coûterait-il de plus d'admettre le principe lorsqu'on en recueille et utilise toutes les conséquences?

Ma jeune malade fut conduite aux eaux minérales de Marienbad, source abondante, comme on sait, en carbonate et en sulfate de soude. Elle contient encore d'autres substances médicinales, dont je m'abstiens de faire l'énumération, non que je redoute l'objection que, les eaux minérales étant composées de principes médicinaux divers, l'allopathe y trouve la justification de ses recettes où diverses substances sont mélangées. Sans doute il y a mélange et composition dans la réunion des substances médicinales qui entrent dans la composition de ces eaux; mais, de bonne foi, peut-on établir le moindre parallèle entre la chimie de la nature et celle de l'art. En vain l'analyse la plus scrupuleuse voudra-t-elle approfondir les opérations de la première. Ne voit-on pas que, comme l'anatomiste, elle n'opère que sur un cadavre, oui, le cadavre des eaux minérales, que déjà a abandonné la vie qui leur est propre? Ici tout est mystère. Le principe vital réside au fond du laboratoire, où l'œil ne peut pénétrer; des canaux, une circulation, c'est tout ce que nous en pouvons connaître. Ainsi nous apparaît le sang humain, jaillissant du cœur aux extrémités, sans que nous ayons jamais pu, malgré la plus sévère analyse, en connaître la composition intime, en créer une particule. Cessons donc de vouloir imiter la nature dans ses œuvres génératrices, et de prétendre à la découverte de ses secrets. Elle élabore dans le sein de la terre des milliers de substances, dont l'hétérogénéité frappe tous nos sens, dont sa puissance sait former un tout homogène inimitable, qui a sa vitalité, et les conditions auxquelles il la conserve. C'est à des profondeurs inaccessibles à l'air atmosphérique que s'opère cette création. Parvenue à son tube excréteur, la vie qui l'animait est prête à la quitter, que dis-je? elle l'abandonne à l'instant même; comme la vie abandonne le sang humain au moment où il s'échappe de la veine, un *caput mortuum* lui survit, débris d'un tout homogène qui a disparu. Tel est le changement que subissent les eaux minérales hors de leur source. Je l'appuie par un exemple :

Un malade paralytique des extrémités inférieures fut envoyé à Tœplitz, pour y prendre les bains sulfureux. Arrivé à son trentième bain, sans avoir éprouvé le moindre soulagement, il était prêt à s'en retourner, lorsque sa bonne étoile lui fit rencontrer un médecin homœopathe, qui se fit rendre compte de la manière dont il s'était conduit. D'après son rapport, il avait évité la trop grande chaleur des bains, que, disait-il, il ne pouvait supporter. Sur le conseil qui lui fut donné de placer ses pieds sur la source même, il se détermina à essayer d'en soutenir l'impression. Il n'y fit entrer ses jambes que jusqu'au mollet; puis, de jour en jour, il les enfonça davantage. Quel fut son étonnement, au cinquième bain, de sentir ses orteils se mouvoir; peu à peu le mouvement se rétablit dans toute la longueur des extrémités, et le le malade se trouva, dans l'espace de trois semaines, complétement rétabli. En communication immédiate

avec la nature, ce malade ne ressemble-t-il pas à l'enfant
suçant le lait de sa nourrice , lait imprégné de vie, que
rien ne peut remplacer. Je reviens à mon sujet.

Je conseillai les eaux de Marienbad à ma jeune malade,
non sur l'examen chimique des substances qui les composent, encore moins sur l'analogie qui pouvait exister
entre cette maladie et d'autres maladies guéries par l'u-
sage de ces eaux, mais bien sur la comparaison des symptômes médicinaux qui leur sont propres, avec ceux qui
constituaient la maladie dont je voulais terminer radica-
lement la cure. La similitude me détermina. En effet,
il arriva que, dans les premiers jours de l'usage de ce
remède, le ventre se resserra, le côté redevint douloureux, et qu'une légère hémorrhagie nasale reparut : l'estomac seul resta immobile. Voilà bien une véritable résurrection des symptômes primitifs de la maladie, mais ils
ne se dessinèrent qu'en miniature, et ne se montrèrent
plus. La cure eut une durée de vingt-huit jours, après
lesquels les bains ferrugineux de *Franzensbad* rendirent
à la malade les forces que cette longue maladie lui avait
fait perdre.

On s'étonnera peut-être que cette cure ait pu être
opérée sans qu'il se soit fait à la peau une nouvelle éruption dartreuse : cette objection est inspirée par une
croyance aussi fausse que pernicieuse, que cette dé-
charge du miasme sur l'organe cutané délivre de son
influence les organes internes. Oui, il y a libération du
désordre organique causé par la métastase , lorsque le
miasme retourne à la peau ; en d'autres termes, la ma-

ladie externe a remplacé la maladie intérieure , mais le miasme reste identifié avec l'organisation , exerçant son influence sous une autre forme , qui varie selon la diversité des organes dont il se fait un aboutissant , un dégorgeoir , excréteur de ses produits. Il n'a point échappé à l'observateur attentif , que ces éruptions critiques appartiennent presque exclusivement à la nature , l'art réussissant très-rarement à les obtenir. Heureusement, elles ne sont point une condition *sine quâ non* de la guérison. Le miasme de la psore se neutralise , comme on voit la syphilis s'anéantir sans éclat extérieur , lorsque l'un et l'autre miasmes sont homœopathiquement combattus , c'est-à-dire attaqués par des remèdes spécifiques. *Sublatâ causâ, tollitur effectus.* Jamais cet axiome n'a reçu une plus juste application.

Une des maladies chroniques de l'enfance , non moins commune, est le rachitisme. Dans la triste acception de ce mot , on ne devrait entendre que les affections de la colonne épinière. On l'a étendu à tous les os susceptibles de déviation et d'un gonflement appelé vulgairement *nouure.* C'est spécialement aux extrémités des os qu'il se fait remarquer. En même temps que leurs têtes s'épaississent, on voit leur corps se courber , et l'enfant cesser de grandir sans éprouver le plus souvent aucune douleur dans les parties affectées. Tous les auteurs qui ont traité de cette maladie n'ont pas manqué de l'attribuer à un vice originel, que les uns ont nommé *scrofules,* les autres *scorbut ,* et d'autres noms encore. Cependant les traitemens dirigés contre ces diverses causes sont , la plupart du temps, demeurés sans succès. Il est vrai que le mal ne se borne pas toujours à la substance osseuse; il n'est pas rare qu'il s'y joigne de la tuméfaction du ventre, de l'oppression de poitrine, des selles colliquatives, tous symptômes indicateurs d'une altération profonde dans ces deux cavités, ou, après la mort, l'autopsie cadavérique découvre une suppuration dans les glandes du mésentère, et le poumon parsemé de tubercules purulens. Concentré sur le système osseux, le vice rachitique ne se borne pas à gonfler les extrémités des os, leur substance propre ne tarde pas à se détériorer. Bientôt la douleur s'en empare, profonde et lancinante; la tumeur augmente, se ramollit; une fluctuation exercée par le toucher, découvre enfin une collection purulente, dont l'ouverture laisse apercevoir la substance osseuse découverte et cariée, au fond de l'abcès. C'est à ce prix que la nature a sauvé les organes nobles et mis la vie en sûreté.

Qu'il y ait peu ou point d'espoir de salut dans une maladie parvenue à ce degré, l'expérience en offre journellement la preuve. Cependant j'ai réussi à arracher à la mort et à des opérations chirurgicales qui eussent été mortelles, une victime de ce genre. Je vais tracer le portrait de sa maladie et l'histoire de son traitement.

QUATRIÈME OBSERVATION.

Une petite fille, âgée de cinq ans, née à sept mois d'un père et d'une mère scrofuleux, comme il appert par leur aveu et plus encore par les cicatrices des glandes du cou ayant suppuré dans leur enfance, contracta, à l'époque de la dentition, un gonflement indolent aux deux malléoles, un autre au coude du bras droit, un troisième à la tête du *cubitus* gauche, un quatrième un peu au dessus du poignet, du même côté, appuyé sur le *radius*. Son ventre se tuméfia et acquit une grosseur prodigieuse. Plus grosse que lui encore était la tête de l'enfant, dont les dimensions étaient démesurées. Ce développement exagéré du cerveau, communément accompagné de la précocité de l'intelligence, avait laissé celle de cet enfant plongée dans la matière. C'était un véritable crétin : boire, manger et dormir formait toute son existence. A l'âge de trois ans, toutes ces tumeurs suppurèrent, rien ne fut épargné pour maîtriser un mal si grave. L'antimoine, le mercure, la ciguë, l'iode, le fer, les bains aromatiques, les frictions du même genre, tout demeura sans effet curatif. Arrivée à l'âge de cinq ans, l'enfant ne marchait point, ne parlait point encore. Ses premières dents étaient presque toutes cariées ; passait-on dans la chambre où elle était assise sur un canapé, on pouvait la prendre pour une poupée, tant son immobilité était grande et constante. Lorsque, appelé pour donner mon avis, je la vis pour la première fois, je trouvai, un peu au dessus de l'insertion du tendon d'Achille, au *calcanéum*, un ulcère profond, pénétrant jusqu'aux os, comme le signala la sonde qui retentit à l'oreille même de la mère de l'enfant. Il fournissait beaucoup de pus mêlé de sang. La tumeur du *radius*, en s'ouvrant, avait formé deux trous fistuleux, d'où suintait un pus liquide. Au coude du même côté se trouvaient également deux plaies fistuleuses, tantôt ouvertes, tantôt fermées. Sur les apophyses du cubitus gauche saillait une tumeur volumineuse, formée par un abcès qui ne tarda pas à s'ouvrir. Les quatre extrémités étaient émaciées, l'enfant ne vivait que par le ventre, qui était, comme je l'ai dit, d'une grosseur prodigieuse. L'appétit vif, les selles bien formées et régulières, la peau sèche, mais libre de toute éruption.

Voilà, ce me semble, un vice scrofuleux parvenu au dernier degré de chronicité. Aucun doute ne régnait sur son caractère originel. Cela est si vrai que, même au temps de la cure de cet enfant, je délivrai son père d'une glande axillaire indolente, qui ne pouvait ni se résoudre ni suppurer.

Des ulcères, parfois douloureux, d'autres fois indolens, la tuméfaction du ventre et l'émaciation des membres, la grandeur démesurée de la tête, la crainte fondée de l'hydropisie cérébrale, tout parlait en faveur de la *belladonne :* elle fut administrée à la plus petite dose de la fraction décillionième, et répétée avec des intervalles de vingt-quatre heures de plus à chaque dose, jusqu'à une réaction sensible, qui se fit remarquer en effet au bout de huit jours. Le ventre devint légèrement douloureux et les ulcères s'enflammèrent visiblement.

Une suppuration plus abondante s'établit dans toutes les plaies, qui entraîna au bout de quelques jours des esquilles de celle de la jambe. Cette réaction dura trois semaines, pendant lesquelles s'ouvrit la tumeur placée sur le coude droit, dont il sortit quelques onces de pus.

La sonde me fit reconnaître que les os étaient sains. Le gonflement des chairs environnantes avait dans les autres ulcères sensiblement diminué. Le ventre aussi offrait plus de mollesse. A la belladonne je fis succéder le *foie de soufre*, fraction dix-millionième. Ce remède partage avec la belladonne une partie de ses propriétés, il a, comme elle, une action positive sur les ulcères scrofuleux, qu'il semble convertir en plaies récentes. Même amélioration. Conversion d'un pus limpide, lymphatique, en une matière épaisse et de bonne qualité. Les selles se multiplient, et le ventre se ramollit et s'abaisse de plus en plus. Ces deux remèdes furent répétés en les alternant, et remplacés par le *calcarea carbonica*, qui était ici à sa place (*voyez* la *Matière médicale pure*). Je laissai pendant un mois la malade sous l'influence de ce troisième médicament, dont les effets furent héroïques. Ils furent achetés, à la vérité, par de vives douleurs dans tous les ulcères, où survint une forte inflammation, suivie d'une augmentation de suppuration. Cette crise eut des résultats si heureux que les plaies de la jambe et du coude gauche se cicatrisèrent, et la malade fut mise en possession de la faculté de marcher. Un autre phénomène non moins remarquable, est une éruption générale qui couvrit la peau d'une foule de petites vésicules, dont la brûlante démangeaison priva la malade du sommeil pendant quelques jours. Les paupières se gonflèrent, les tarses s'épaissirent, suintèrent et finirent par laisser éclore deux orgelets. J'eus quelque peine à tranquilliser les parens alarmés de cette apparition, qui leur semblait être un surcroît de maladie. Quelques jours suffirent à la disparition de ces phénomènes, l'effroi fit place à l'espérance. Quelle ne fut pas la joie du père et de la mère, entendant pour la première fois leur cher enfant les appeler de ces doux noms ! Il m'en souvient encore avec délices. Il avait beaucoup plu, l'enfant était auprès de la fenêtre, regardant dans un jardin, la mère et moi à quelque distance, nous entretenant de l'heureuse métamorphose de sa fille. « Qui vient de parler ? » s'écria la mère étonnée. Est-ce vous, Natalie ? — Oui maman, je dis qu'il a beaucoup plu cette nuit. » Telle fut sa réponse dans une langue qu'elle entendait très-peu parler. Tout ceci se passait en Pologne, au milieu d'une famille russe du plus haut rang. Après ce mouvement critique, il ne me restait plus que deux plaies à refermer, celle du *radius* gauche et celle du *cubitus* droit, la plus récente; mais ici la nature fut moins docile. Après l'emploi de la *silice*, si spécifique dans les maladies des os, je dus revenir à la *belladonne* et au *foie de soufre*. Il a fallu quelques mois de l'usage de ces trois remèdes pour cicatriser ces deux ulcères, dont l'opiniâtreté était due à la circonstance d'être entretenue par le gonflement de la substance même des os. Peut-être aussi ces deux ulcères servaient-ils d'exutoires, recevant et excrétant les produits d'un vice identifié avec la totalité de l'organisme. Cette présomption est d'autant plus vraisemblable, que la santé générale de l'enfant acquit toute sa perfection avant la cicatrisation des ulcères.

Après des faits aussi importans, que ne doit-on pas attendre de cette nouvelle manière d'envisager les maladies chroniques de l'enfance? Qu'un public profane, étranger aux sciences anatomiques et physiologiques, ne puisse concevoir l'exclusive unité d'une cause de tant de phénomènes divers, cela se comprend. Mais la diversité de structure de nos organes, le mode de vitalité propre à chacun d'eux, le lien sympathique qui les unit, donnent à l'homme de l'art l'intelligence de toutes ces variétés de formes pathologiques, produit d'un seul et même principe pathogénétique. On ne peut reprocher à l'école ancienne de n'avoir point compris cette filiation innombrable de formes diverses sortant d'une même source; mais jusqu'à la découverte de Hahnemann, elle dut errer dans la détermination de cette cause, qu'elle chercha toujours dans le mode de désaccord de nos organes, impénétrable à nos sens. De ce diagnostic fondé sur l'hypothèse, ne pouvait jaillir qu'une thérapeutique hypothétique. De là l'inefficacité des traitemens, dont est sortie, comme conséquence finale, une sentence d'incurabilité. Il est vrai que du côté de Hahnemann il y eut bien aussi de l'hypothèse dans la pensée que la psore pouvait n'être pas étrangère à la production des maladies chroniques. Mais voyez la différence de son procédé intellectuel, dans la recherche de cette cause! aidé d'une immense érudition, ce médecin, remontant à l'origine de l'art et presque à la naissance des sociétés humaines, observe siècle par siècle la psore dans toutes les formes pathologiques dont elle se revêt. A côté du tableau de ces formes innombrables, ou plutôt en face de ce tableau, il place celui des symptômes également innombrables dont se composent les maladies chroniques. Frappé de la similitude des uns et des autres, il ose penser que la psore répercutée pourrait bien en être la mère. Il la voyait, dans les nombreuses observations présentées dans son immortel ouvrage, exercer sur l'humanité les mêmes ravages, dont les maladies chroniques nous rendent tous les jours témoins. Sa présomption s'en accrut. L'hypothèse prenait de plus en plus les formes de la vérité, qui jaillit enfin du succès des traitemens auxquels il soumit ces maladies. Ils ne purent d'abord être qu'imparfaits, vu la pauvreté de la matière médicale, que dix ans d'épreuves enrichirent d'un grand nombre de médicamens, auxquels il donna le nom d'antipsoriques. On a vu quelques uns d'eux en action dans l'histoire des cures que j'ai présentées. Encore quelques années d'épreuves, et la matière médicale répondra à toutes les formes dont le miasme psorique peut se revêtir.

J'ai dit que jusqu'à Hahnemann l'erreur était inévitable. Chercher la cause de nos maladies dans le mode de désaccord de l'organisme, était chercher une chose introuvable. Il résulta de cette fausse manière de raisonner, qu'on prit l'effet pour la cause. La thérapeutique combattit les produits matériels des maladies, laissant subsister leur cause, qui était inconnue.

Il serait à désirer pour l'humanité que toutes les maladies auxquelles elle est condamnée, relevassent de principes fixes et invariables ! Reconnaissables à des signes certains, ils ne laisseraient au médecin d'autre travail que le choix des médicamens à leur opposer, dont la plupart sont signalés par l'expérience, comme le *mercure* pour la syphilis, le *thuja* pour la sycose, le *soufre* contre la psore, la *belladonne* contre la scarlatine. Mais cette fixité est le privilége exclusif des maladies miasmatiques; pour toutes les autres, il reste à l'école ancienne la conjecture, à l'homœopathie le travail de la comparaison des symptômes médicinaux avec ceux de la maladie naturelle.

Il arriva bien quelquefois à la première d'imiter Hahnemann, conseillant l'usage de la *belladonne* comme préservatif de l'épidémie scarlatine. On se demande sur quoi peut être fondé cet usage. Il serait injurieux de supposer qu'on n'est point remonté à la source de cette faculté prophylactique de la *belladonne*. On n'a pas été sans remarquer que l'emploi de cette substance trop fortement dosée, provoque des rougeurs érisypélateuses semblables à celles de la scarlatine. Certes ce n'est pas sous l'empire de la *loi des contraires* que ce phénomène peut se manifester. Comme remède antipathique à la maladie, il doit, en vertu de cette loi, le combattre au lieu de le produire, et, s'il est étranger au miasme de la scarlatine, c'est-à-dire allopathique, il passera à côté de lui sans l'effleurer. Il ne reste plus qu'un troisième et dernier rapport, c'est celui de la similitude d'action avec le miasme, c'est-à-dire le rapport homœopathique. Voilà encore l'école ancienne surprise à faire, à son insu ou avec connaissance de cause, de l'homœopathie ! En coûterait-il donc beaucoup, je le répète, de reconnaître le principe dont on avoue les conséquences ?

J'ai montré la *psore* exerçant ses ravages, sous le nom de *scrofules*, dans les systèmes glanduleux et osseux, avec les formes diverses de tumeurs, d'ulcères et de carie. Elle a apparu avec la même évidence dans la consomption mésentérique, dont les sujets de mes observations ont failli être victimes. Voyons-la maintenant cause d'une surdité presque totale chez une fille de douze ans, et d'une paralysie des extrémités inférieures avec atrophie chez un garçon âgé de sept ans.

CINQUIÈME OBSERVATION.

J'ai vu naître la jeune fille, des parens de laquelle je suis médecin. Elle avait atteint l'âge de dix ans, sans avoir subi d'autres maladies que celles imposées à l'enfance. Elle croissait lentement, était pâle, maigre et sujette de temps à autre à un écoulement fétide par les oreilles. A dix ans elle avait l'air de n'en avoir que sept. Fréquentant une pension, ses maîtres s'aperçurent les premiers que son ouïe était dure. Ses parens avertis ne tinrent compte de l'avertissement, attribuant cet accident aux impressions de l'air froid et humide. L'écoulement cessa et la surdité fit de rapides progrès. Consulté sur son état, je répétai ce que j'avais dit tant de fois, que l'enfant portait la peine de la santé de sa mère, qui avait en quelques semaines été guérie d'une large dartre au front, qu'avaient fait disparaître des applications répercussives. Cet événement était arrivé avant la naissance de la malade. Aussi cette femme était-elle depuis tombée dans la stérilité, dont la cause résidait

indubitablement dans une maladie chronique de l'utérus, où le toucher fit reconnaître un état squirrheux,
accompagné d'une leucorrhée de mauvais caractère.

Le premier effet du traitement, ouvert par le *soufre*,
fut de rétablir l'écoulement des oreilles, qui en fut con-
sidérablement augmenté. Après trois semaines de l'action de ce remède, j'administrai le *calcarea carbonica*,
qui accrut encore l'écoulement. Je laissai agir ce second
remède pendant l'espace d'un mois entier, pendant la
durée duquel l'ouïe commença à se découvrir; le *foie de
soufre* et la *baryte*, alternés, achevèrent la cure de cette
surdité dans l'espace des deux mois suivans. Aucune
éruption cutanée ne marqua l'extinction du miasme. Depuis ce moment le développement physique de la malade
s'est fait avec rapidité. Elle touche à l'époque de la puberté, dont les signes avant-coureurs se font déjà remarquer.

J'ai accusé de fausseté l'opinion de la nécessité de la
réapparition du vice psorique à la peau, pour obtenir la
guérison des maladies causées par sa répercussion. Sans
doute il y a toujours pour la malade quelque chose à gagner dans le retour éruptif du miasme à la peau; *de deux
maux le moindre*, dit le sage. Mais il est si rare que cette
métastase heureuse soit complète! L'expérience prouve
journellement qu'elle n'apporte qu'un léger allégement à
des maux qui n'en restent pas moins incurables, jusqu'à
l'anéantissement du miasme identifié avec l'organisme.
Je n'ai vu qu'une seule fois ce mouvement éruptif suivi de
la décomposition entière du mal intérieur. C'était une

phthisie pulmonaire entrant dans le second degré, dont
il ne resta aucune trace aussitôt après que la peau se couvrit de l'éruption. On imagine facilement que je favori-
sai de tout mon pouvoir la pullulation critique des boutons psoriques. La vie du malade était en sûreté.
Mais il acheta son salut au prix d'un traitement dont la
durée ne fut pas moindre que de six mois. C'est une chose
digne de remarque que la ténacité du vice psorique re-
porté à la peau après un long séjour dans les profondeurs de l'organisme. Il n'est pas moins remarquable de
le voir dépouillé de sa propriété contagieuse. J'ai vu un
jeune garçon, à qui une longue série de bains de vapeurs
à l'eau pure avait rendu l'éruption psorique, vivre impunément au milieu de ses frères et sœurs, sans jamais
leur rien communiquer. A côté de cette éruption à la
peau et de la longue résistance au traitement dont je n'ai
été témoin qu'une seule fois, je dois dire que cette éruption, presque toujours imparfaite, est le plus souvent fugitive. Il est difficile, presque impossible, de l'enchaîner
à la peau, à raison, sans doute, de la prédominance de
l'irritation de l'organe sur lequel le vice interne s'exerce.
Il faut y voir un effort curateur de la nature rejetant au
dehors l'excédant des produits matériels du miasme. Vainement Hahnemann, après lui ses disciples, ont tenté
par des applications stimulantes soutenues à la peau, d'y
appeler la psore. Ils n'en ont obtenu qu'une irritation
insupportable, sans jamais avoir provoqué le moindre
soulagement. La seconde observation, à tous égards digne de remarque, est la suivante :

SIXIÈME OBSERVATION.

Un petit garçon âgé de trois ans, né de parens sains en apparence, portait néanmoins sur la tête une petite teigne sèche, qu'on ne songeait point à traiter, parce que, compagne d'une belle santé, elle était aux yeux de ses parens la source de ce bien-être. Il jouissait de cet inestimable trésor, lorsqu'un événement nocturne subit vint le lui ravir. Repoussée par l'armée russe, l'armée polonaise se retira brusquement dans la ville de *Lublin*, où elle essaya de se défendre. C'est au milieu de l'épouvante dont furent saisis les habitans, que cet enfant, presque nu, fut emporté hors de chez lui par ses parens, qui, par une nuit d'hiver, errèrent dans les rues long-temps avant de trouver un asile. L'enfant effrayé, refroidi, perdit depuis ce moment l'usage de ses jambes. Aucun remède ne lui fut administré incontinent. Ses parens, pauvres, comptèrent sur la nature, qui cependant ne fit rien pour lui. Non seulement il avait cessé de marcher, mais bientôt les extrémités inférieures se desséchèrent, et les os des jambes commencèrent à se dévier et à se courber. La même difformité gagna les extrémités supérieures, les clavicules mêmes formèrent bientôt un demi-cercle, et l'on ne tarda pas à voir la colonne épinière se dévier de sa rectitude et former une légère bosse.

Au milieu de ces phénomènes morbides, l'enfant conservait de l'appétit et du sommeil, un teint frais, trop coloré même, ce qui éloignait de l'esprit de ses parens

toute idée de danger. Mais insensiblement le ventre s'é-
leva, durcit, la poitrine s'oppressa, la face se tuméfia,
la tête même semblait grossir. Plus de respiration possible sans renverser la tête sur le dos. On voyait les
jugulaires engorgées, à la manière des varices. La vie
semblait s'être retirée tout entière vers les centres,
ne rayonnant plus que faiblement vers la circonférence.

Par suite de cette concentration du principe vital, la
seconde dentition avait devancé l'époque de son développement, et je trouvai, à l'âge de six ans, époque à
laquelle l'enfant me fut confié, les dents de lait tombées
et leurs successeurs près de paraître. Je fus peu étonné
de la précocité de l'organe intellectuel, symptôme con-
comitant du développement prématuré du cerveau. J'ai
peine à comprendre qu'une semblable congestion sanguine du thorax et de la tête n'ait point amené de convulsions, qui sûrement eussent été mortelles. Néanmoins
une mort prochaine et violente me paraissait certaine.
La Providence, qui veille sur les pauvres, ne permit pas
que cet infortuné restât sans secours; une personne cha-
ritable le recueillit. C'était une belle et touchante pensée, mais un bien triste présent offert à l'homœopathie !
Au sein de la guerre civile qui déchire le monde médical, je redoutais de fournir des armes aux adversaires de
l'homœopathie, en la chargeant d'un trépas qu'on n'eût
pas manqué de lui attribuer. D'un autre côté, je ne
pouvais croire à l'incurabilité d'une maladie qui n'avait
point été traitée. Je crus de la prudence de chercher
une palliation dans un traitement allopathique, et d'en

opérer la cure avec les procédés usités en pareil cas·
Voici quel fut le traitement :

Le malade passait journellement six heures plongé dans un bain de sable réchauffé par le soleil. Le soir, avant son coucher, il prenait un bain aromatique dont la base était une décoction de pieds de mouton.

En sortant de ce bain, où il restait trois quarts d'heure, il était frictionné aux quatre membres et sur le colonne dorsale avec un liniment aromatique spiritueux. Tels furent les moyens extérieurs destinés à rappeler la vie dans les régions où elle languissait. Pendant que j'opérais ainsi à la surface, je cherchai à désobstruer les centres à l'aide du sirop antiscorbutique de Portal, où l'on sait qu'il entre du deutochlorure de mercure. Trois mois de ce traitement n'ayant produit aucune amélioration, je ne crus pas devoir le porter plus loin. Il restait le procédé homœopathique, que je n'hésitai pas un instant à mettre en usage.

Mon premier soin fut d'effacer les impressions médicinales du traitement antérieur. Le *soufre* fut administré comme antidote du mercure. A cette propriété il réunissait l'avantage encore de répondre à quelques uns des symptômes de la maladie. La dose fut de quelques petits grains de la fraction décillionième, répétée le troisième jour, puis avec des intervalles croissant toujours de vingt-quatre heures. Cette progression fut continuée jusqu'à la première apparence d'une réaction qui eut lieu après la septième dose.

Je laissai le malade pendant l'espace de trois semaines

sous l'influence de ce médicament, dont l'effet fut marqué par un fourmillement de tout le système cutané, une augmentation de la soif, plus de mollesse dans les selles habituellement dures, et des démangeaisons à la peau pendant la nuit. Le remède ayant achevé son action, je le remplaçai par le *foie de soufre*, comme le plus propre à remplir la double indication, à neutraliser l'action du mercure et à combattre l'obstruction ventrale. Après quinze jours de l'action de ce deuxième remède, je pus croire à la neutralisation du mercure. Mais aucun autre amendement ne s'était fait remarquer dans l'état du malade. Je dus passer à un troisième médicament, choisi dans la corrélation de ses symptômes avec ceux de la maladie.

Sueur à la tête, gonflement de la face, chaleur et rougeur des joues, dilatation des pupilles, sécheresse du nez, gonflement des gencives, soif continuelle, appétit dévorant, oppression de la poitrine après le repas, tuméfaction de l'abdomen. La respiration ne se fait que par l'élévation des côtes, comme dans les paroxysmes de l'asthme. Fourmillement dans les extrémités inférieures, douleurs sourdes dans le dos et dans les bras, accès souvent répétés de démangeaison aux jambes, rudesse de la peau de tout le corps, oscillations musculaires visibles au dessous des gras de jambes ; de temps à autre, saccades de ces parties. Chaleur nocturne incommode, sommeil agité.

La similitude des symptômes de la *belladonne* avec ceux dont je viens de tracer le tableau, ne me laissait aucun doute sur l'opportunité de ce remède. Les résultats de son action eurent quelque chose de prodigieux. Après une légère aggravation, l'enfant éprouva un mieux-être marqué. Le ventre, si gros, si tendu, dont la tuméfaction repoussait le sang vers la poitrine et la tête, se ramollit et s'affaissa à la suite de nombreuses évacuations alvines offrant un caractère critique, dessiné dans la liaison des excrémens. Cet état, qui se soutint, amena une diminution sensible de la congestion pectorale et cérébrale. La face perdit sa couleur vive et sa chaleur. La respiration devint plus libre et l'appétit plus naturel. La soif vive et la faim canine disparurent. On sera peu surpris d'apprendre que, dès ce moment, la nutrition s'étendit jusqu'aux membres, que la nature semblait avoir oubliés dans la distribution des sucs alimentaires. Le remède fut renouvelé au premier signe stationnaire de l'amélioration. Le malade resta ainsi sous son influence l'espace de six semaines, pendant lesquelles les extrémités inférieures se ranimèrent assez pour que le malade pût se tenir sur ses jambes et essayer quelques pas, soutenu par une main étrangère. Continuer ce procédé désopilateur des glandes mésaraïques était la principale indication à remplir. Aucun remède n'y paraissait plus propre que le *calcarea carbonica* (voyez la *Matière médicale*, antipsoriques). Il fut administré avec la progression suivie pour les premiers médicamens, et répondit pleinement à ce que j'en attendais. La durée d'action de ce remède est étendue, et son activité puissante. J'en reçus une nouvelle preuve dans le soulèvement de la nature contre l'action primitive de ce médicament. L'enfant eut à supporter pendant trois jours un mouvement fébrile, accompagné de ballonnement du ventre, avec borborygmes et constipation. La face rougit de nouveau, la tête était douloureuse, la soif vive, l'appétit nul, la faiblesse ne lui permettait plus de se lever. Le quatrième jour, tous ces symptômes disparurent pour faire place à des sueurs abondantes et à de nouvelles évacuations alvines critiques. Depuis cet événement, la cure fit de rapides progrès. Le malade se fortifiait à vue d'œil, reprenant des chairs, et ce *turgor* qui attestait une nutrition parfaite. Il ne tarda pas à marcher assez solidement, il est vrai, mais en se balançant d'un côté à l'autre, attendu la courbure des os des jambes déjetés de dedans en dehors.

J'eusse pu rigoureusement borner là mes soins, en laissant à la nature le soin de redresser les os, travail dont elle s'acquitte presque toujours, lorsque les obstacles qui peuvent la contrarier sont levés. Comme disciple de l'école ancienne, j'avais rempli tous mes devoirs; l'homœopathe va plus loin, en possession qu'il est des remèdes inconnus à la matière médicale ordinaire. L'épreuve des médicamens sur l'homme sain a fait reconnaître dans la *silice* une action spécifique sur la substance osseuse. L'emploi de ce remède chez l'homme malade a opéré d'admirables guérisons dans les ulcères chroniques avec carie des os longs ; des amputations regardées comme inévitables pour sauver la vie, ont été supprimées par la propriété que possède la silice de provoquer des séquestres et de régénérer la substance osseuse en état d'inflammation suppurative, comme on peut le voir dans les recueils de la thérapie homœopathique. Je me crus autorisé à seconder la nature par l'emploi de ce remède. La *silice* fut donc administrée et alternée avec le *soufre*. Ce second traitement dura trois mois, pendant lesquels, non seulement les os des jambes et les clavicules reprirent de la rectitude, mais encore vit-on la colonne épinière se redresser et la bosse diminuer de moitié. Plus ne reparurent les accidens du ventre, de la poitrine et de la tête. Je secondai la nature et les remèdes par l'emploi des moyens orthopédiques. Un lit et des ligatures raisonnées tendaient constamment et à tous les instans à combattre la courbure de l'épine dorsale, que ne contribua pas peu à redresser un poids porté dans la marche par la main du côté répondant à la convexité de la courbure ; car cette dernnière était latérale. Ici finit le traitement homœopathique ; le *saltem non nocent* du père de la médecine se présentait à mon esprit, mon ministère était accompli. Le petit bossu fut confié à l'établissement orthopédique, qui fut chargé de terminer la cure. Les nouvelles que l'on en reçoit sont de plus en plus satisfaisantes, elles donnent l'espoir d'un complet rétablissement.

On se contentera peut-être d'admettre la fidélité de ces récits, en ne contestant point la vérité des guérisons qu'ils renferment. Mais que les maladies qu'elles ont terminées relèvent de la psore exclusivement, cette assertion, je m'y attendais, souffrira quelques difficultés. On ne saurait nier, sans doute, que des causes étrangères à la psore ne puissent donner lieu à ces maladies. Mais remarquons bien qu'il n'est ici question que de celles de l'enfance, c'est-à-dire d'un âge où la vie est encore vierge de tout abus. Cet âge ne peut être puni des fautes qu'il n'a pu commettre. C'est donc celles des auteurs de ses jours que l'enfant est condamné à expier. Je sais que la difficulté est loin d'être vaincue par cet appel à l'hérédité, et que les maladies transmises des pères à leurs enfans peuvent reconnaître chez ces derniers d'autres causes que la psore. Oui, l'abus des jouissances, tous les genres d'excès, toutes les intempérances physiques et morales peuvent porter dans tous les systèmes de l'organisme une désharmonie qui amène à la longue des dégénérations portant le même cachet que les maladies chroniques qui font le sujet de ces réflexions. Mais est-il bien sûr que la psore n'en soit pas ou la source primitive, ou la cause complicante qui en détermine l'opiniâtreté et, le plus souvent, l'incurabilité.

Je reviens toujours à dire que l'on a, dans tous les temps, fait trop peu de cas de ce miasme, qu'on le connaît très-mal encore, témoin les traitemens vicieux auxquels on l'a soumis jusqu'ici et on le soumet encore. On ne saurait trop inviter les hommes de l'art, et même les gens du monde, à lire le premier volume du *Traité des maladies chroniques* de Hahnemann. C'est à son berceau que ce savant observateur est allé considérer ce miasme, alors aussi hideux qu'il nous paraît aujourd'hui simple et dépouillé de toute malignité, depuis son passage au tra-

vers de millions d'organismes pour arriver jusqu'à nous.
Il y a loin, sans doute, de la forme horrible et dégoûtante de la lèpre, à quelques boutons, quelques vésicules
qui forment maintenant son apanage. Et cependant voyez,
toujours dans le tableau fidèle qu'en offre Hahnemann,
la multitude d'affections chroniques, rebelles à tout traitement, que ce miasme repoussé au dedans peut engendrer. Je le répète, le peu d'importance accordée à ce
miasme, sa cure vicieuse, suite inévitable de sa nature
méconnue, et l'incrédulité sur la presque-universalité
de sa diffusion, ont imposé à l'humanité cet onéreux tribut, le fléau des maladies chroniques. Hahnemann a démontré avec une telle évidence l'irrationnalité et le danger des traitemens usités dans la psore, qu'il n'est qu'un
aveuglement incurable, même une prévention coupable,
qui puissent s'y refuser. Il n'est pas moins contraire à la
saine raison, de contester l'infinie diffusion d'un miasme
dont nous trouvons la société entachée de temps immémorial, de l'extrême subtilité contagieuse duquel nous
sommes bien convaincus, au milieu duquel nous vivons
exposés à le contracter au moindre des contacts, que
nous ne pouvons cependant éviter, que les armées traî-
nent après elles, que les guerres permanentes font cir-
culer en tous lieux, que nous cachons soigneusement
nous-mêmes lorsque nous en sommes atteints, que nous
effaçons en toute hâte, impatiens que nous sommes de
rentrer dans la société dont nous nous bannissons, tant
par respect pour la santé publique que par la honte de
ce vice et par l'impudeur d'un tel aveu. Une telle con-

duite n'est-elle pas une confession tacite de la vérité de ce que l'on s'efforce de contester tout haut ?

Il est un dernier retranchement où peut encore se réfugier l'incrédulité. C'est le caractère d'un raisonnement qui ne peut être concluant, parce qu'il est, selon le langage de l'école, fait *à priori*. Aussi l'homœopathie ne s'en sert-elle que comme complément de ses preuves appuyées sur les faits. Le doute philosophique, symbole de la sagesse, guida ses premiers essais : le succès justifia la présomption. Le moyen de résister à l'évidence des guérisons tentées et opérées sur la foi de ce diagnostic ! Que si l'on persiste à ne point vouloir admettre la psore comme source de nos maux chroniques, tout en avouant l'existence des cures opérées par les remèdes qui la combattent victorieusement, qu'il plaise au moins aux adversaires de cette opinion de ne pas rejeter de la matière médicale les moyens héroïques dont l'homœopathie leur fait présent, sauf à les revêtir d'un autre nom et à supposer à ces maladies, ce qui leur coûtera peu, toute autre cause. Cette transaction fera disparaître la culpabilité d'une prévention qui prive l'humanité souffrante du bienfait de cette découverte.

[Après avoir exposé les diverses métamorphoses que subit la psore dans les générations des maladies chroniques de l'enfance, il ne sera pas difficile de comprendre la part que peut avoir ce miasme dans la composition de ces maladies dans les différens âges de la vie. Ici j'invoquerai la psore acquise à défaut de la psore originelle, qui n'eût pas manqué de s'associer aux maladies de l'homme enfant, si elle eût véritablement préexisté à ces maladies. Il faut encore rappeler le texte, tout paradoxal qu'il semble être, de la presque-universalité de l'infection publique. Je ne me lasse pas de le redire : on fait trop peu de cas des éruptions fugitives dont l'enfance offre si fréquemment le spectacle. Ce reproche s'adresse encore plus aux parens qu'à l'homme de l'art lui-même. Les premiers, jaloux de la propreté, de la beauté même de leurs enfans, sont en possession de tous les moyens cosmétiques propres à entretenir l'une et l'autre; ils parlent de tout à leur médecin, excepté de ce symptôme, auquel il attribue lui-même peu d'importance. C'est ainsi que la psore, si elle n'est originelle, s'introduit furtivement, et à l'insu des uns et des autres, dans le torrent de nos humeurs. Quant aux autres saisons de la vie, quel est le malade qui daigne se souvenir d'avoir été psorique, lorsqu'un traitement, prétendu méthodique, l'a délivré de ce vice contagieux? Que dis-je? quel est le médecin qui lui adresse une question explorative relative à ce sujet? Non seulement cette idée est absente de son esprit, mais lui vînt-elle, la question lui paraîtrait révoltante, offensante même. Toutefois faut-il que les malades et leurs médecins se décident, les uns à entendre, les autres à prononcer ce mot, qui perdra ce qu'il a de révoltant, à mesure que la conviction de l'universalité du vice involontaire qu'il désigne entrera dans les esprits.

Je l'avoue, ce mot et l'assertion de cette universalité ne firent pas sur moi, lorsque je les entendis pour la première fois, une impression moins rebutante que celle que j'opère sur mes lecteurs en les répétant. C'est du dégoût, c'est de l'effroi, c'est de l'humeur même. C'est dans ces sentimens pénibles, dont aucun espoir ne tempère l'amertume, que prend sa source l'incrédulité. Dépouillons donc une fausse honte. L'aveu d'un mal qu'on n'a pu éviter, que nous partageons avec l'humanité presque tout entière, ne doit pas plus nous coûter que la plainte d'un léger catarrhe, d'une faible inflammation de la gorge. Gardons notre irritation, pour en poursuivre l'incurabilité dont nous étions frappés, et ouvrons nos cœurs à la joie qu'on doit ressentir à la vue d'une découverte qui, tout à la fois, nous enseigne à prévenir les maladies chroniques par une méthode curative plus sage de la psore, et à en opérer la guérison lorsqu'on n'a pu les éviter. Si la psore est réellement la mère de la presque totalité de nos maladies chroniques, comme il appert par les observations que j'ai exposées, il n'est pas moins vrai que l'on retrouve ce miasme fréquemment associé à beaucoup de maladies aiguës, dont il contrarie et entrave la marche, dont il peut déterminer l'incurabilité. Combien souvent j'ai moi-même gémi sur l'inefficacité d'un traitement rationnel méthodique, et déploré l'insuffisance de l'art à conjurer les dangers et la mort dans certaines maladies ; tandis qu'à l'aide du même procédé, je voyais les mêmes maladies entrer facilement en voie de parfaite guérison ! Ces douloureuses impressions me sont encore parfois réservées. La mort aura toujours des droits incontestables. Mais je confesse avec bonheur que, depuis mon initiation aux vérités découvertes par Hahnemann, ma sensibilité a cessé d'être mise à de si nombreuses déceptions. Je jouis encore au souvenir d'une cure dont le malade et moi avons toute l'obligation à la première application que je fis de ce nouveau principe. En voici la relation détaillée et fidèle :

SEPTIÈME OBSERVATION.

Une petite fille de six ans contracta la coqueluche, qui régnait épidémiquement. Un médecin allopathe soumit cette affection au traitement le plus régulier. Les premières voies furent évacuées, suivirent les remèdes incisifs et dérivatifs, puis les sédatifs propres à enchaîner le type nerveux qui fait l'essence de cette maladie. Tous ces moyens demeurèrent sans succès. Une fièvre vive, accompagnée d'une soif ardente et de beaucoup de chaleur générale, spécialement à la face, réclamait l'usage des antiphlogistiques. Les sangsues furent appliquées, d'abord à la tête, puis à la poitrine. La fièvre tomba et avec elle tous les symptômes qui l'escortaient. Un dépôt critique semblait vouloir se former sur les glandes du cou, qui se gonflèrent, mais sans phlogose. Ce nouveau symptôme fut suivi d'une éruption de nature miliaire, dont on favorisa la sortie par l'application de sinapismes et de vésicatoires. La toux convulsive en fut éminemment soulagée. La malade, à quelques quintes près de cette toux qui avait perdu sa férocité, semblait toucher à l'époque de sa guérison ; elle ne se plaignait plus que de quelques démangeaisons à la peau, que l'on calma et fit disparaître à l'aide de bains tièdes. Mais la fièvre ne tarda pas à se relever et prit le caractère de fièvre lente, la toux se ranima et reprit la forme convulsive première. Point d'expectoration, soif, chaleur permanente, faim canine, goût exclusif pour la viande, le ventre est relâché et resserré. Emaciation des membres. La peau devient dans toutes les parties du corps rugueuse et semblable à la peau de chagrin; absence presque totale de sommeil, interrompu par les accès de toux devenus plus fréquens. Tel était l'état de la malade, quand je fus appelé.

J'étais évidemment en face d'une phthisie pulmonaire, parvenue à ce degré qui ravit tout espoir de guérison. Entre tous les symptômes, celui de la toux convulsive était le symptôme dominant et primitif, dont tous les autres dérivaient, comme les conséquences d'un principe. Je dirigeai contre cette toux les propriétés médicinales de la *belladonne* (voyez la *Matière médicale pure*). Son influence fut marquée; les quintes perdirent de leur violence et de leur fréquence.

La malade put goûter quelques heures de sommeil. Mais la fièvre continuait, avec elle la soif et la chaleur : n'ayant rien de plus à attendre du remède, je lui substituai le *drosera rotundifolia*, véritable spécifique de la toux convulsive. Ce remède ne fut pas plus heureux que la belladonne. La toux seulement perdit complétement son caractère nerveux, pour ne ressembler plus qu'à une toux catarrhale, avec expectoration abondante, qui, loin

de soulager, ajoutait chaque jour à la faiblesse et à l'épuisement. Frappé de l'inefficacité de ces remèdes , et déçu
dans les espérances que j'avais fondées sur leur héroï-
que spécificité , j'osai pour la première fois soupçonner
la psore d'entretenir cette maladie. Je dus cette inspiration à la circonstance de l'éruption dont j'ai parlé , dont
l'apparition avait calmé tous les symptômes , dont la
disparition fut suivie de leur exacerbation. J'accusai cette
métastase de tout le désordre qui lui succéda ; préoc-
cupé du caractère psorique de cette éruption, j'attaquai
son miasme avec son spécifique. Pour proportionner le
remède à l'excessive impressionnabilité de la malade ,
je me bornai à lui faire flairer la fraction décillionième
de la teinture de *soufre*. Je répétai jusqu'à trois fois ce
procédé dans l'espace de vingt-quatre heures ; ce n'est
qu'après ce laps de temps que je remarquai une réaction
caractérisée par de l'agitation, de l'augmentation de la
fièvre , de la toux et de la soif. Cette exacerbation n'eut
qu'une durée de quelques heures , après lesquelles un
long et doux sommeil s'empara de la malade, qui, en
se réveillant, était couverte d'une sueur générale et abondante, qui fit tomber la fièvre. Celle-ci ne revint plus que
par paroxysmes irréguliers , avec une diminution successive de leur durée et de leur intensité. Le remède fut
renouvelé le sixième jour, mais, cette fois, à la dose
de la goutte entière de la fraction décillionième , dont
la malade pouvait supporter l'activité. Cette seconde
dose acheva ce que la première, trop faible, n'avait pu
opérer , c'est-à-dire la chute de la fièvre et de tous les

symptômes concomitans. La toux diminua sensiblement de jour en jour, et avec elle l'expectoration, dont les produits n'avaient pas peu contribué à émacier la malade. La convalescence fut alors décidée. Les glandes du cou seules, froides et *rénitentes*, avaient résisté à l'action du soufre. Elles cédèrent plus tard au *mercure*, au *foie de soufre* et au *calcarea carbonica*, qui ensemble formèrent un traitement de la durée de trois mois.

Point de doute que, si cet enfant eût succombé, on ne l'eût regardée comme l'une de ces nombreuses victimes que fait tous les jours la coqueluche. D'après cet événement, je ne doute pas qu'un grand nombre de ces victimes sont moissonnées, non par la toux convulsive elle-même, mais bien par sa complication avec ce miasme ignoré, caché derrière elle, et défigurant cette maladie jusqu'à la mortalité. On peut croire que, pendant le règne de cette épidémie, je n'ai pas cessé de faire des investigations sur les antécédens des enfans qui ont succombé à cette maladie. Mes recherches ont, en grande partie, confirmé l'existence de cette complication. La plupart de ces infortunés portaient plus ou moins de signes de la présence du vice psorique. Je le redis encore, sauf à engendrer la satiété, on donne trop peu d'attention à ces efflorescences auxquelles l'enfance est si sujette; on oublie trop facilement ces croûtes de lait, ces humidités d'oreilles, ces petites éruptions volantes générales, ces petites excoriations des organes génitaux et du pli de l'aine, dont ils ont été délivrés par des lotions ou poudres astringentes, ou que l'invasion de la maladie a fait disparaître. Isolés dans l'organisme ou relégués à son extrême frontière, et fixés sur des organes peu essentiels à l'harmonie des fonctions, ces produits blessent plus la vue qu'ils n'altèrent le sentiment. On les voit traverser de longues périodes de la vie, respectant constamment ses principaux mobiles; qu'une étincelle, partie d'un foyer d'irritation, soit morale, soit physique, vienne incendier le sang et exalter la sensibilité, fidèles au lien sympathique qui les unit, tous les ressorts de la vie accourent au secours de l'organe en souffrance, entraînant avec eux le flot des humeurs, au milieu desquelles passe inaperçu le miasme. La maladie se développe, mais bientôt se hérisse de symptômes étrangers à sa nature. Les remèdes les plus appropriés demeurent inefficaces, ou ne produisent qu'un calme fugitif. Une complication est soupçonnée; mais quelle est-elle? Le malade jouissait, avant l'invasion, d'une santé parfaite. On a bien quelque souvenance d'un exanthème, d'un écoulement, d'un suintement d'oreilles, qui peut-être est pour quelque chose dans ces difficultés qu'on ne peut vaincre, contre lesquelles on dirige, sans trop y croire, un vésicatoire, qui est frappé de la même inefficacité.

Sans doute, il existe un alliage dans les principes constitutifs de cette maladie qui résiste à tout traitement. Ces symptômes anomaux, étrangers à l'essence du mal, ne sont point des épiphénomènes, mais bien les symptômes d'une maladie combinée avec la première. Tiraillée en sens opposés, la nature ne peut répondre complétement ni à l'une ni à l'autre; il y a croisement

des mouvemens médicateurs. Cet état de perturbation
dans lequel tout commence et rien ne s'achève, ne saurait durer, sans amener la désorganisation et l'épuisement. Ainsi s'explique l'incurabilité de ces maladies qui,
dans leur état de simplicité, marchent à leur terminaison
paisiblement, exemptes de tout danger. Tel était le double
caractère de celle dont je viens de tracer l'histoire; deux
atomes de *soufre* en ont triomphé, en décomposant l'assem-
blage de deux maladies que la nature ne peut mener de
front. On a vu l'inefficacité des applications stimulantes,
destinées à rappeler au dehors les produits du miasme et
le miasme lui-même, ce que pouvait ce *stimulus* contre la
prédominance du *stimulus intérieur*, provoqué et entretenu
par le conflit de deux maladies : l'œuvre médicale était
dans leur séparation ou l'anéantissement de l'une d'elles.
Les maladies aiguës n'obéissent qu'à la nature ; la cause
en est toujours inconnue. Il n'en est pas de même de
celles chroniques, dont le principe est un miasme qui
peut être victorieusement combattu par son spécifique.
Le soufre, que j'opposai à celui qui compliquait cette maladie, est de temps immémorial reconnu pour être son
antidote. Il décomposa le monstrueux mélange dont la
mort allait surgir. Enchaînée par ce remède, la psore
s'endormit, si je puis parler ainsi, et la coqueluche,
rendue à ses formes naturelles, put sans nulle entrave
cheminer vers sa terminaison par la santé. La psore, ai-je
dit, n'était qu'en état de sommeil; témoin l'engorgement
des glandes ; mais sa séparation de la toux convulsive
s'était opérée, et cela suffit à cette dernière maladie

pour entrer en voie de guérison. Le reste de la cure antipsorique s'acheva, comme je l'ai dit. Il faudrait un
gand degré d'aveuglement pour refuser à la psore, dans
la complication présente, la plus grande part du danger
de mort qu'a couru la malade, et au soufre l'honneur
de l'heureux dénoûement de ce drame lamentable. Oh !
plutôt félicitons-nous, félicitons la science d'une découverte à laquelle elle a tant à gagner ; qui, en la pla-
çant au rang des sciences exactes, la réhabilite aux yeux
des nombreux adversaires d'un art conjectural, et la ré-
concilie avec l'humanité dont elle était condamnée à con-
templer les souffrances, sans pouvoir les soulager. Mais
peut-être n'ai-je pas encore suffisamment démontré
l'influence délétère du vice psorique sur le cours
des maladies qui lui sont étrangères. Bien que je pusse
renvoyer le lecteur à sa mémoire propre, pour puiser
les preuves qui lui manquent, à celles que j'ai offertes
jusqu'ici j'ajouterai la démonstration que renferment
les observations suivantes.

HUITIÈME OBSERVATION.

Je traitais depuis trois mois un malade de la fièvre
intermittente tierce, sans pouvoir l'en délivrer. Le traitement, entièrement homœopathique, c'est-à-dire rigoureusement basé sur la similitude des symptômes qui la
composaient avec les symptômes médicinaux, sus-
pendit à trois reprises différentes la fièvre, qui reparut
autant de fois, toujours avec le même type. Son premier
était le suivant :

Froid vif, soif ardente pendant le frisson, nausées; la tête est douloureuse, les membres brisés. Cet état dure deux heures. Une forte chaleur succède, la soif continue; enfin, la sueur termine l'accès, elle est abondante et dure quelques heures de suite pendant le sommeil; dans l'apyrexie, l'appétit est nul, le goût amer et la langue chargée et jaunâtre.

Le malade a toujours grande envie de boire; il est abattu, de mauvaise humeur, constipé. C'est à la suite d'un refroidissement que s'est développée cette fièvre. Le malade est d'un tempérament bilioso-sanguin, irritable, violent.

Ces détails paraîtront minutieux aux praticiens qui voient dans le quinquina un moyen sûr de se rendre maître du type fébrile intermittent. Avant la découverte du *sulfate de quinine*, on passait à l'administration du *quinquina* immédiatement après celle des évacuans regardés comme indispensables pour purifier les premières voies. Aujourd'hui on croit pouvoir se dispenser de ces préliminaires. Le sulfate fait à l'instant justice de la fièvre. Voilà ce que j'ai vu, ce que je vois encore tous les jours; je dirai plus, ce que j'ai fait moi-même. Quels étaient, quels sont encore les résultats de cette méthode curative des fièvres intermittentes ? Il doit suffire de renvoyer le lecteur à sa propre mémoire; il se rappellera qu'il est des fièvres rebelles à ce remède, que leur suspension est fréquemment suivie de maladies plus graves que la fièvre qu'il a arrêtée, et qui ne cèdent qu'au retour de cette fièvre, dont la nature est assez bonne pour déterminer la récidive.

Autre doit être la conduite du médecin homœopathe;
pour lui, il n'est point de généralité; tout est espèce à
ses yeux. Une maladie est elle-même et ne ressemble
qu'à elle-même. Ce n'est point dans sa ressemblance
avec toute autre fièvre, en apparence de la même nature, qu'il cherche le remède qui lui est propre, mais
bien dans la similitude avec la même maladie virtuellement contenue dans le médicament qui peut la développer sur l'homme sain. Quelque nombreuses que
puissent être leurs formes, ils ne sont pas moins nombreux les remèdes éprouvés qui leur correspondent.

Dirigé par ces principes, je trouvai cette similitude
dans la *noix vomique*, qui, renfermant les symptômes
caractéristiques de cette fièvre, avait de plus l'avantage
de répondre à la cause occasionelle, le refroidissement,
dont elle était née. Administrée sur la fin du paroxysme,
son influence sur le paroxysme suivant fut signalée par
une aggravation des symptômes, symbole de la spécificité. L'accès fut et plus violent et plus long, la constipation fut vaincue et le malade attendit vainement le troisième paroxysme. L'apyrexie dura huit jours, après lesquels la fièvre se rétablit avec son type primitif.

Nulle différence dans les symptômes, si ce n'est que
la soif n'était plus attachée qu'au frisson, et que le mal
de tête n'occupait qu'un côté du front, circonscrit dans
un étroit espace, à la manière du clou hystérique. Le
malade se plaignait aussi de sentir une profonde faiblesse
au creux de l'estomac. A l'entendre, ses intestins lui
semblaient n'être pas soutenus, et dans l'intervalle d'un

paroxysme à l'autre, il montrait une grande sensibilité au froid. Cette fois le ventre était plus relâché que resserré. Voilà bien encore une fièvre intermittente tierce. Malgré l'uniformité du type, qui oserait y voir une maladie semblable à la première ? Sa cause interne, quelque inconnue qu'elle soit, devait avoir varié, puisque les symptômes, qui en sont la fidèle expression, avaient eux-mêmes varié. Ils demandaient un remède qui leur contînt virtuellement ; je le trouvai dans la *fève de saint Ignace* (voyez la *Matière médicale pure*). La fièvre céda avec la même facilité à ce remède nouveau. Comme sa durée d'action est courte, il fut renouvelé le cinquième jour. Bien que la fièvre ne revînt plus, le malade était averti tous les deux jours qu'il avait été fiévreux à telle heure, ressentant, en miniature, il est vrai, les principaux symptômes de son mal. Le remède fut encore réitéré ; mais cette fois sans succès. La fièvre reparut dans toute sa force primitive, et sous la forme suivante : frisson de la durée d'une heure, chaleur, rougeur de la face, pendant que les membres sont agités par le tremblement. Puis chaleur ardente générale, douleur profonde dans les os, le malade est brisé; la sueur tarde beaucoup à venir, mais elle est abondante et longue; privation de sommeil; s'il s'endort, il est tourmenté de rêves effrayans, se réveille en sursaut, hors de lui-même et baigné de sueur; défaut d'appétit, le ventre est relâché, la faiblesse est grande, le teint jaune et l'humeur grondeuse, colère. Les membres sont si douloureux, qu'on ne peut les toucher sans causer de la souf-

france, comme s'ils étaient meurtris; absence de la
soif.

Il est donc bien vrai qu'il n'est que des espèces dans
la nature. C'est bien le même malade, toujours atteint de
la fièvre tierce; même type, mais variété de symptômes.
Cette fois le *quinquina* répondait mieux que tout autre
remède aux symptômes caractéristiques. (Voy. la *Matière
médicale pure*.) Je le donnai à la dose billionième de la teinture spiritueuse de cette substance. Aggravation marquée
du paroxysme suivant, cessation de la fièvre. Le malade
retrouve de l'appétit, reprend des forces et un meilleur
teint. La guérison paraît complète. Le *quinquina* est renouvelé le sixième jour, mais à la dose quadrillionième; malgré
la faiblesse de cette dose, le malade eut un ressentiment
de la fièvre. J'ai tout lieu de regarder ce mouvement fébrile comme un effet du remède. C'était sans doute la
maladie du médicament. C'est ce qui arriva à Hahnemann lui-même, lorsqu'en pleine santé il prit ce remède
pour en éprouver la vertu positive. Cet extrait de paroxysme ne se renouvela pas. Le malade était rentré dans
son état de santé, à un peu de faiblesse près; il en jouissait depuis un mois, lorsqu'une vive affection de l'âme
vint l'en priver, en lui rendant la fièvre tierce.

On pourrait à moins de frais perdre le courage et la
patience. Ma perplexité était égale à celle du malade. La
maladie se représentant accompagnée des mêmes symptômes que dans la précédente récidive, j'administrai
de nouveau le quinquina. Quel fut mon étonnement de
voir la fièvre lui résister! La dose pouvant avoir été trop

faible, je la réitérai, donnant cette fois la dix-millionième fraction. Le paroxysme en fut notablement aggravé, même résistance, la fièvre continua. C'est alors seulement que l'idée d'une complication se présenta à mon esprit.

Un nouvel examen des antécédens du malade m'apprit qu'il avait eu, pendant de longues années, des dartres que, quelques mois avant d'être atteint de la fièvre, il avait fait disparaître à l'aide de lotions pratiquées avec du savon très-âcre. Conséquemment à cette découverte, je ne balançai pas un instant à lui donner le *soufre*, qui enleva la fièvre comme par enchantement. Le moyen de douter que la psore ne fût la continuation de la fièvre, lorsque sa cessation fut suivie d'une éruption dartreuse aux mêmes lieux où ce vice avait siégé précédemment ? De temps immémorial on a professé cet axiome : *Toutes et quantes fois une maladie est rebelle au traitement rationnel qui en triomphe communément, on doit y soupçonner quelque cause secrète qui en détermine l'incurabilité.* N'est-ce pas avoir fait la moitié du chemin que d'adopter cette maxime. Mais quelle est cette cause cachée ? C'est ici que s'ouvre le domaine de l'imagination, dont on sait que l'étendue n'a point de bornes. Il a été, depuis la plus haute antiquité, parcouru dans toutes ses régions, sans que notre science, tout en s'enrichissant de brillantes théories, soit devenue plus heureuse. Avant Hahnemann, on savait que la psore répercutée peut engendrer les maladies les plus graves ; mais, avant lui, personne n'avait pensé que ce miasme pouvait se trouver mêlé à la plupart des affections chroniques. Avant les découvertes de ce grand observateur, on attaquait la psore rentrée avec la psore elle-même, dont on mettait en jeu le contagieux caractère en l'inoculant de nouveau aux malades par le contact immédiat avec des individus psoriques, sans que ce moyen aboutît à la fin qu'on se proposait. Comment en espérer une nouvelle imprégnation d'un organisme déjà saturé de ce miasme! Mais, avant Hahnemann, on ignorait que la psore récente a déjà imprégné de son miasme tout l'organisme avant de faire son éruption à la peau, et que cette éruption est le complément de son acte, au lieu d'en être le principe : erreur qui est devenue et devient encore tous les jours la source des maladies chroniques de tous genres. La science lui est redevable de cette grande idée qui doit renverser la méthode curative de ce vice, en l'attaquant dans ses racines, au lieu de s'en prendre à ses branches. Ce grand homme a comblé la mesure de sa bienveillance pour la science et l'humanité, en cherchant et découvrant les moyens de l'anéantir, lorsque, répercuté et identifié avec nos humeurs, auxquelles il fait éprouver tous les genres de perversion, il refuse opiniâtrément de refleurir sur l'organe cutané.

Ces remèdes, qui ont subi des milliers de fois l'épreuve de l'homme sain, avec lesquels ont été opérées autant de cures jusqu'à eux inespérées, ces mêmes remèdes que l'on a vus en action dans la description des guérisons que j'ai relatées, sont aujourd'hui au pouvoir de la science. Leur auteur ne lui demande, pour salaire de ses travaux, d'autre peine que celle de les soumettre à sa propre expérience.

Jusqu'à quand balancera-t-on encore à être conséquent au principe universellement admis, que le bouton psorique est comme le bouton syphilitique, l'expression de l'infection du sang par ces deux miasmes ? S'il en est ainsi, que signifie cette attaque du symptôme de la psore avec les frictions sulfureuses ? Ne voit-on pas que le miasme, privé d'un aboutissant nécessaire à son éruption, et d'une parfaite innocuité, se rejettera sur un organe interne, pour y déterminer une maladie aiguë ou une affection chronique, selon le degré d'importance de cet organe dans l'économie animale ? En vérité, il faut un haut degré d'obstination et d'incurie pour persévérer dans une route si peu honorable pour la science, si fatale à l'humanité ! La nouvelle méthode curative n'eût-elle d'autre avantage que celui de la simplicité, il faudrait encore l'adopter, ne fût-ce que pour satisfaire à ce besoin caractéristique de notre époque, besoin qui devrait être celui de l'esprit humain dans tous les temps, de ramener les choses humaines à leur plus simple expression.

Comment en effet peut-on se refuser le plaisir de voir ce miasme hideux, cette hydre aux mille têtes, les courber docilement devant un atome de soufre, son vainqueur ! Il me souvient toujours du sentiment d'indifférence, pour ne pas dire de pitié, que j'apportai (car je ne voulais pas juger sans connaissance de cause) à la première épreuve de la cure d'une psore avec cette fraction infinitésimale de soufre, dont je m'apprêtais d'avance à me moquer. Quel fut mon désappointement de voir pulluler les vésicules, s'accroître les démangeaisons sous l'influence de cet atome médicinal ! force fut bien à moi d'y croire, en dépit de nos plus respectables principes. Que de conséquences déroulait à mes yeux ce phénomène si peu attendu ! toute la doctrine homœopathique en surgissait, la loi des semblables était gravée en gros caractères dans l'exiguité du remède ; une épreuve manquait encore à ma conviction, celle du médicament sur l'homme sain ; je pris moi-même du soufre, dont je continuai l'usage pendant quelques jours, à la dose d'un grain chaque jour, et la démangeaison cutanée que j'en éprouvai acquit un sectateur de plus à l'homœopathie.

Mais j'oubliais que j'ai promis d'autres exemples de la fréquence de la complication de la psore avec nos maladies.

NEUVIÈME OBSERVATION.

F Une jeune fille, âgée de 13 ans, reçut avec beaucoup de peine le flux menstruel, qu'elle ne revit plus pendant plus d'une année ; elle pâlit, elle jaunit, maigrit et tomba dans toutes les incommodités de la chlorose. Préparations ferrugineuses, bains de la même nature, désobstruans de toute espèce, application de sangsues aux parties génitales, tout fut infructueux. La malade languissait et commençait à tousser. Appelé pour la secourir, j'aperçus, en la regardant parler, une rougeur à l'entrée des deux narines, où elle mettait souvent les doigts pour s'y gratter. C'est ainsi que je fus averti de la présence de la psore, qu'elle me confirma par l'aveu qu'elle avait eu, deux ans auparavant, cette maladie. De suite je procédai à l'administration du soufre, dont elle prit la dix-millionième fraction, augmentation de la démangeaison aux narines, prurit incommode au vagin, coliques menstruelles, mouvement de pression, partant des reins pour aboutir à l'utérus, soif vive, agitation générale, irritabilité excessive de l'humeur, penchant à la colère : tels furent les symptômes avant-coureurs de l'éruption des règles, qui parurent le septième jour. Il fallait pourvoir à leur retour périodique par l'anéantissement de la cause qui les avait retenues. Le *charbon végétal* et la *sépia* remplirent cette indication; après l'action de ces deux remèdes, le soufre fut rendu à la malade, qui jouit de la plus parfaite santé.

DIXIÈME OBSERVATION.

Une femme de 36 ans, mère de cinq enfans, aussi bien portans que leur mère, vit brusquement s'évanouir son bonheur par la mort de son époux bien aimé. Le chagrin ne tarda pas à ébranler cette belle santé; sa douleur, qui paraissait inconsolable, l'ayant privée du sommeil et de l'appétit, la jeta bientôt dans un véritable état de marasme. Elle fut traitée pendant l'espace de six mois sans aucun succès. Ce n'est qu'à l'apparition de quelques douleurs vagues dans une épaule qu'elle éprouva un mieux-être intérieur : on la crut sauvée. Elle l'était en effet; car, dès ce moment, elle recouvra de l'appétit,

du sommeil et des forces. Ce bien-être fut de peu de du·
rée. Bientôt les quatre extrémités furent saisies de douleurs déchirantes qui ne laissaient aucun repos à la malade. Elles finirent pourtant par se calmer, mais pour
se convertir en une paralysie des quatre membres. Alors
plus de douleurs, mais immobilité complète des parties
affectées. C'est pour remédier à cet état désespéré qu'on
vint dans ma personne implorer l'homœopathie. Après
avoir entendu tout ce que je viens d'exposer, ma première question à la malade fut relative à la *psore*; sur sa
réponse affirmative, qu'elle avait été atteinte deux fois
de la gale, la première fois à l'âge de dix-huit ans, la
seconde à l'âge de vingt-quatre, je ne doutai plus de
l'existence de la psore, comme cause et effet tout à la
fois de cette redoutable maladie. Mais cette fois, au lieu
de recourir au traitement interne par le *soufre*, je jugeai
plus convenable de l'administrer extérieurement. Toutes
les fonctions intérieures étaient normales, je ne voulus
pas y toucher. La maladie, fixée dans les membres, aux
frontières de l'organisme, me parut devoir céder plus
facilement aux remèdes extérieurs avec lesquels j'allais
la mettre en contact immédiat. La malade partit de
suite pour aller prendre les eaux de *Tœplitz*. Il lui fut
ordonné de les prendre à leur plus haute température,
qui est de 36 degrés de Réaumur. Après le quinzième
bain, les membres commencèrent à ressentir un léger
fourmillement, précurseur de la résurrection de la
sensibilité. Bientôt reparurent sur la poitrine de grosses
pustules accompagnées d'une vive démangeaison qu'on

ne pouvait satisfaire par le grattement , sans y laisser le sentiment de la brûlure. Le bain fut dès-lors suspendu ; la réaction de l'organisme était marquée , la continuation des bains n'eût pu que la troubler. La malade demeura ainsi quinze jours , soumise à l'unique influence de l'effet secondaire du remède , qui n'est , au fond , que la nature réagissant contre l'effet primitif , qui appartient tout entier au médicament. Dans ce court espace de temps , les mains , habituellement fraîches , se réchauffèrent ; les orteils commencèrent à exercer de légers mouvemens. Tout annonçait un retour à la vie et au mouvement. L'éruption terminée , les bains furent rendus à la malade, qui , ayant soin de placer les pieds sur l'ouverture de la source , en recevait chaque jour une impression vivifiante. Le mouvement ne tarda pas à se rétablir dans toutes les parties paralysées. Déjà , après le trentième bain, la malade pouvait s'y rendre à pied , soutenue seulement par une main étrangère. Le nombre des bains fut porté à quarante , après lesquels il ne restait plus de la maladie qu'un peu de faiblesse , qu'une diète restaurante et beaucoup d'exercice en plein air eurent promptement dissipée.

On retrouve dans cette observation une nouvelle preuve du sommeil de la psore dans l'organisation , état qui permet le parfait accomplissement des conditions de la santé jusqu'à ce qu'une perturbation de l'harmonie , en la réveillant , lui restitue son activité ; phénomène inexplicable , comme tant d'autres. Cette cure pourra paraître à quelques uns ne point appartenir à l'homœopathie.

Toutefois en vain arguerait-on d'un remède composé de plusieurs autres et répété chaque jour, ce qui semble rentrer dans la méthode curative ordinaire; ne sait-on pas que ces substances multiples que renferment les eaux minérales, préparées par les mains de la nature dans son laboratoire mystérieux, ne forment qu'un seul et même corps, un unique médicament, dont l'essence, en dépit des recherches de la chimie, nous restera inconnue, autrement que par ses effets sur le corps humain en état de santé ou de maladie? Ne voit-on pas que l'action d'un médicament appliqué à la surface, bien que la même, est lente, successive, et demande à être répétée pour équivaloir à celle d'un remède interne, toujours plus près des facteurs de la vie? Il n'y point ici d'abandon de principes; l'homœopathie demeure fidèle à sa doctrine, à cette loi de guérison fondée sur la double action de son remède, primitive et consécutive, phénomène non apperçu jusqu'à Hahnemann et source de tous les mécomptes de la thérapeutique en honneur.

ONZIÈME OBSERVATION.

J'étais sur le point de me marier, lorsqu'il apparut sur ma peau une éruption dont je ne pouvais méconnaître la nature, c'était une gale : ainsi parlait un malade entré dans le troisième degré de la phthisie pulmonaire. Pressé de guérir pour accomplir mon mariage, mon médecin me débarrassa en quelques jours de ce vilain mal. Heureux de mon rétablissement, je jouissais d'une bonne santé que vint interrompre une fluxion de poitrine que m'attira un refroidissement à la suite d'un bal où j'avais beaucoup dansé. J'échappai comme par miracle à la mort, à la faveur d'un grand nombre de saignées qui me jetèrent dans une faiblesse dont je ne puis me relever. De plus, la toux ne me quitte plus. Je tousse jour et nuit et j'expectore une matière épaisse, jaune et abondante, dont je me sens épuisé. Je maigris à vue d'œil, des sueurs nocturnes m'ôtent chaque jour le peu de forces qui me restent.

Il en fallait moins à un médecin homœopathe, pour accuser la psore de ce désordre du système pulmonaire. S'il en était temps encore, si la substance du poumon n'était pas trop altérée, je pouvais espérer une guérison que je ne pouvais pourtant pas promettre ; l'entreprendre en face de l'allopathie qui avait échoué, était déjà un acte de courage qui pouvait, en cas d'insuccès, être mal rémunéré ; la nature en décida autrement, il semblait qu'elle n'attendît que l'application de sa loi favorite, pour sauver la vie de cet infortuné. Le flair de la teinture de *soufre* me parut devoir suffire à l'excessive impressionnabilité du malade. Cette dose est fugitive et doit être fréquemment répétée. Elle le fut de cinq en cinq minutes, jusqu'au premier signe de la réaction, qui s'annonça par une exaspération de la toux, une augmentation de chaleur et une soif plus vive. Cette aggravation fut de peu de durée ; son premier effet fut la chute de la fièvre lente qui consumait le malade, du moins ne parut-elle plus dans le jour ; un léger paroxysme se remontra encore le soir pendant quelques jours. La toux ne se fit plus entendre que de loin en loin , et l'expectoration , sensiblement diminuée , n'offrit plus à la vue qu'une matière catarrhale bien cuite. Cependant les sueurs nocturnes ne cessaient pas et apportaient un grand obstacle au rétablissement des forces , ainsi que des selles liquides et trop fréquentes. Je n'avais plus rien à espérer du soufre. Ces deux symptômes réclamaient un autre remède, que je trouvai dans le *quinquina*; la fraction sixième de la teinture de cette substance mit fin à cette diarrhée colliquative. Mais les sueurs lui résistèrent , elles ne cédèrent qu'à l'étain, fraction sixième. Dès ce moment la convalescence parut se décider. Néanmoins le malade n'était point encore délivré de la toux ni de l'expectoration , et le pouls conservait encore quelque chose de fébrile. En un mot, mon malade n'était pas guéri. J'avais besoin d'un remède qui pénétrât plus profondément dans le foyer de la psore. La *sépia* me l'offrait (voyez la *Matière médicale pure* de Hahnemann); ce remède demande d'être dosé avec la plus grande circonspection , attendu son extrême affinité avec l'organe pulmonaire : quelques uns de ces petits grains imprégnés, au nombre de cent, de la décillionième fraction de la sépia , suffirent pour aggraver la toux et l'expectoration, qui montra quelques filamens sanguins. Nous en fûmes , le malade et moi, quittes pour la peur. Après deux jours de cette pénible situation, il y eut une amélioration marquée, qui s'accrut de jour en jour jusqu'au trentième , où il ne restait de toute la maladie qu'un peu de toux sèche qui le fatiguait les nuits; j'y remédiai avec la *jusquiame*, fraction douzième ; la cure paraissait terminée et le malade avait déjà repris son train de vie ordinaire, lorsqu'il commença à se plaindre de tiraillemens dans les extrémités inférieures, et d'une demangeaison vive et brûlante à la peau de ces extrémités. C'était le matin surtout que ce symptôme montrait le plus d'acuité. Il se calmait peu à peu sous l'influence d'une sueur abondante dont se couvraient ces parties. Point de doute que la psore interne ne fût encore flagrante. Force fut de revenir au *soufre*, que dès-lors j'administrai à la dose dix-millionième, dont le malade pouvait supporter l'énergie. On pense bien qu'il cut à se plaindre d'un surcroît de démangeaison, et d'un besoin de se gratter irrésistible. Cette fois le vice aboutit à la peau, qui se couvrit d'une multitude de vésicules fournissant une lymphe âcre et brûlante. Cette éruption se soutint vive pendant quelques jours, après lesquels elle passa à la dessiccation et à la desquamation. Le *soufre* fut renouvelé et suivi de l'administration du charbon végétal et de la salsepareille, qui complétèrent la cure.

Voilà un démenti formel donné au pronostic d'incurabilité prononcé sur les phthisies pulmonaires entrées dans leur troisième degré ! Je n'en excepterai que celles qui marchent d'un pas rapide vers la mort, nommées vulgairement phthisies galopantes, produites par une inflammation vive qui hépatise la substance pulmonaire, ou y détermine une vomique ; leur terminaison mortelle est inévitable. Rarement on les voit passer à l'état de chronicité; ce sont des pneumonies aiguës, et il n'est ici ques-

tion que des pneumonies critiques , suites , pour la plupart , d'inflammations aiguës du poumon imparfaitement
jugées. Soumises à un traitement qui communément en
triomphe , elles ne résistent que parce que leur marche est entravée par un obstacle étranger à leur nature.
C'est la psore , et presque toujours la psore, qui forme cet
obstacle. N'était-ce pas elle qui dans le cas précité sus-
pendait le mouvement curatif de la nature secondée par
l'art ? On l'a vue successivement abandonner sa liaison
avec la maladie principale , la renouer , puis l'abandonner
encore , et l'affection pulmonaire entrer en voie de solution lorsqu'elle fut dégagée de cette funeste complication. La psore lui survécut.

Elle avait poussé de profondes racines dans l'organisation. Son traitement exigea l'emploi de divers remèdes
auxquels elle finit par céder entièrement. Il est heureux
dans le cours d'un traitement antipsorique de voir le
miasme sortir de ses profondeurs pour se montrer à la
surface. Cette apparition est consolante pour le malade
comme pour son médecin, ce leur est à tous deux une
certitude de la justesse du diagnostic. Mais cette apparition n'est pas pour cela un signe de l'extinction du
miasme interne , de même que le défaut de sa transmis-
sion à l'extérieur ne doit en rien altérer la confiance de la
possibilité d'une guérison radicale. Que le miasme éclate
ou non à la surface , il n'y a de guérison réelle que dans
l'anéantissement de tous les symptômes qui en sont l'expression , et cet anéantissement peut être opéré sans
qu'aucune éruption se manifeste à la surface. Il est bien

important de n'en négliger aucun, qui fournirait l'étincelle d'un nouvel incendie. Aussi ne doit-on attendre la complète extinction du miasme psorique que d'un traitement prolongé, plus ennuyeux par les privations qu'il impose, que fatigant par les remèdes dont il se compose.

Je terminerai le récit de ces cures antipsoriques par celui d'une constipation qui, après avoir résisté aux remèdes les plus propres à la combattre, ne céda qu'à un traitement de la psore.

Une demoiselle âgée de 22 ans, ayant toujours joui d'une bonne santé, devint peu à peu sujette à une constipation que l'on traita infructueusement par tous les moyens dont la médecine est en possession. Fille et belle-sœur de médecins, on peut croire aisément que rien ne fut négligé pour opérer son rétablissement. En dépit de tous ces soins, le ventre se resserra au point de ne fournir qu'une selle dans l'espace de quinze jours. L'expulsion des excrémens ne peut être comparée qu'à un accouchement laborieux ; d'horribles douleurs de ventre la précédaient et l'accompagnaient, et duraient quelquefois une ou deux heures. Cette opération terminée, la malade rentrait dans son calme ordinaire, ne souffrant nullement dans l'intervalle d'une selle à l'autre.

Avant d'en venir aux remèdes, j'opérai une révolution complète dans le régime, où je trouvai à réformer l'usage du vin, du café, du thé, des alimens épicés, ainsi qu'une vie trop sédentaire.

N'ayant rien obtenu de ces changemens, je procédai

à la cure par les remèdes généraux de la matière médicale homœopathique.

La noix vomique, la bryone, l'ellébore blanc, remèdes si propres à vaincre les constipations les plus opiniâtres, restèrent sans succès; l'opium seul parut avoir quelque action sur l'atonie du tube intestinal, mais son effet fut de peu de durée. Il restait le plomb dont on connaît les propriétés constipantes par la maladie qui attaque les ouvriers qui travaillent ce métal. J'en obtins des effets assez heureux pour que la durée de la constipation ne fût plus que de six jours. Mais les selles n'en restaient pas moins précédées et accompagnées des mêmes douleurs. C'est alors seulement que je songeai à la psore, d'autant plus vraisemblable que la malade était juive, nation qui, comme l'on sait, garde soigneusement le dépôt de ce miasme, héréditaire chez elle.

Je ne puis, encore aujourd'hui, sans admiration, penser à l'effet miraculeux du *soufre*, administré à la malade à la dose d'un dix-millionième de grain. A peine quelques heures s'étaient-elles écoulées, lorsque de bruyans borborygmes annoncèrent l'arrivée d'une évacuation qui, cette fois, eut lieu sans aucune douleur, et se renouvela le surlendemain, et successivement de deux en deux jours, dégagée de toute souffrance. Je réitérai le remède jusqu'à trois fois de dix en dix jours, pour assurer la guérison. Il y a trois ans que cette cure fut opérée. La personne est mariée, mère de deux enfans, et jouit d'une santé parfaite et de la liberté du ventre, qui ne s'est plus resserré depuis. Cette cure, qu'à bon droit on peut appeler brillante, ne borna pas là ses effets, elle valut encore à l'homœopathie deux partisans de plus dans les personnes du père et du beau-frère de la malade.

A ces preuves de l'extrême diffusion du miasme psorique et du rôle important qu'il joue dans l'économie animale, soit comme cause primitive, soit comme cause de complication dans nos maladies tant aiguës que chroniques, je pourrais en ajouter beaucoup d'autres encore non moins concluantes ; j'en ai dit assez pour convaincre tout lecteur exempt de prévention. On peut se lasser de l'entendre, je ne me lasse pas de le redire : la première pensée du médecin, en présence d'une maladie chronique, doit être celle de la psore ; son premier soin, l'investigation de son existence ou de sa non-existence. Je ne veux pas dire par là qu'il n'est point d'autre principe des maladies chroniques ; à Dieu ne plaise que je refuse la faculté de les produire aux influences pernicieuses que nous voyons aujourd'hui présider à l'éducation physique de l'enfance, comme aussi à la sensualité qui a multiplié les jouissances d'une manière effrayante pour la nature chargée d'en supporter tout le poids. Toujours les habitans du Valais auront un goître, formé et entretenu par la boisson des eaux résultant de la fonte des neiges ; toujours le crétinisme se perpétuera sur une terre offensive. Qui n'est pas frappé du contraste que la nature a élevé entre l'habitant de la Bresse et celui de la Bourgogne ? il est un monde entier entre ces deux populations, qui cependant se touchent et ne sont séparées

que par une rivière. L'aisance met sur la table du dernier un excellent vin dont on abuse, et fabrique la goutte,
plus commune en Bourgogne que partout ailleurs ; tandis que la pauvreté condamne le Bressan à un pain de
seigle mal pétri, qu'il arrose avec une eau malsaine, la
seule que lui fournisse un sol plat, glaiseux et humide,
couvert d'étangs artificiels, et détrempé par les orages
qu'attirent ses nombreuses forêts. Sous le ciel le plus
hospitalier, sur une terre émaillée de fleurs, nous voyons
s'étioler, comme les plantes en serre chaude, de jeunes
enfans auxquels la nature avait départi tous les dons de
la santé. Comment pourraient-ils ne point se détériorer
sous l'influence des infractions faites aux lois de la nature ? un lait étranger, dont la pureté reste douteuse,
en dépit de toutes les investigations, est le plus souvent
substitué au lait maternel que la nature lui destine. Les
premiers pas que l'enfant fait en entrant dans le monde
sont pour aborder une pharmacie, dont on lui prodigue
les compositions au signal de la plus légère douleur. À
la vérité il ne connaît plus le maillot ; mais le voyez-
vous enterré dans la plume, brûlé par la chaleur et baigné par la sueur ; on pousse le soin de le tenir chaude-
-ment jusqu'à le priver des impressions de l'air libre. La
nature a-t-elle triomphé de toutes ces entraves, elle se
trouve, cette bonne mère, en état permanent d'hostilité
avec le régime alimentaire en usage : où trouvera-t-elle
des forces pour élaborer cette masse de sucs nutritifs
dont on la surcharge ? car, sous prétexte que l'enfant
croît, son estomac est dans un travail perpétuel ; on le

gorge d'alimens superflus et le plus souvent indigestes. Quel cœur tendre pourrait lui refuser ce qu'il demande? et il demande sans cesse, parce qu'on lui a fait connaître la sensualité, et souvent aussi pour apaiser une faim canine, due à une acrimonie mordante engendrée par des alimens mal digérés. Faut-il s'étonner, après cela, que son ventre se tuméfie, que sa poitrine s'oppresse, que son teint pâlisse, que sa figure se boursoufle, que ses glandes s'engorgent, que ses membres se dessèchent, que ses articulations se gonflent, que son épine vertébrale se dévie et se contourne? Ah ! plutôt réservons notre admiration pour cette puissance admirable de la nature, qui parvient encore à triompher de cette alliance *naturicide* de l'usage et des remèdes ! Accablée sous le poids des sucs viciés, elle parvient à en délivrer les organes nobles en les rejetant sur ceux qui ont moins d'importance dans l'organisation humaine : c'est ainsi qu'on voit éclater des éruptions sur les diverses parties de l'organe cutané, aboutir des écoulemens sanieux au cuir chevelu, dans les oreilles, se former des ophthalmies humides, se gonfler le nez, dont la nature fait un exutoire, et autres explosions, tournant toutes au salut de la vie menacée. Mais si toutes ces dégénérations ne disparaissent point devant les changemens salutaires que prescrit l'hygiène, aidés des remèdes les plus appropriés à cet état, plus de doute alors que la psore n'en soit la cause génératrice : le succès de la cure est assuré, si le traitement antipsorique est conforme aux principes de la doctrine homœopathique.

J'ai sans doute, en grande partie, prêché dans le désert. *C'est trop beau*, dira-t-on, *pour être vrai*. Je pourrais retourner cette réflexion, et dire : *Ce qu'on a fait jusqu'ici de contraire, est trop mauvais pour être la verité.* Qui nous répond que Hahnemann est dans le vrai ? Votre propre expérience, si celle de Hahnemann et les faits qu'il a multipliés ne vous suffisent pas; oui, votre propre expérience. Ce n'est pas à lui que vous devez la consacrer ; c'est à l'humanité, envers laquelle, en votre qualité, vous en avez contracté l'obligation. Tout refus de sortir des ténèbres qui enveloppent encore les propriétés positives des médicamens, pour entrer dans la vive lumière qui jaillit des épreuves de ces mêmes médicamens sur l'homme sain, est un délit de lèse-humanité. Il n'est ici, vous dirai-je, que le premier pas qui coûte. Instituez ces expériences , mais faites-les comme Hahnemann les prescrit et les pratique. Que vos sujets d'expériences soient soumis au même régime diététique que vos malades mêmes. Que vos médicamens d'épreuve soient ménagés dans la dose, pour qu'ils ne soient point rejetés au dehors avant que leur action ne s'accomplisse. Le trouble de la santé, le développement des symptômes qui leur sont propres par ces doses infiniment petites, vous donnera l'intelligence de la nécessité de les modérer encore, lorsque vous les dirigerez contre des maladies semblables. Ainsi disparaîtra sous vos yeux cette apparente impossibilité d'opérer des cures avec des remèdes aussi atténués; car c'est là que se trouve le plus grand obstacle à la croyance dans l'homœopathie : incrédulité qui place son principal appui dans la nécessité

obligée en allopathie, de proportionner la force du remède à la gravité de la maladie, nécessité sage et toute
rationnelle, puisque votre remède ne frappe que sur des
organes étrangers à ceux de la maladie, où votre intention est de provoquer un trouble, une douleur plus vive,
pour en effacer une qui l'est moins. *Ex duobus doloribus
major obscurat minorem.* Tel est votre dessein, votre indication. Mais si vous retournez cette dernière, et que
votre remède soit adressé à l'organe souffrant, comme
les frictions de neige au membre gelé, la chaleur à la
main brûlée, oserez-vous le doser aussi fortement, sans
compromettre la vie du malade et votre conscience ?
Voilà le mot de cette énigme, regardée comme inso-
luble, la justification du reproche de paradoxe et d'irrationnalité, adressé à une méthode qui soumet tout
à la raison et à l'expérience. *Non in verba magistri, sed
in experientiam credere et jurare.* Autant est difficile à
prendre la résolution de remettre en question la chose
jugée et de soumettre à un nouvel examen ce que l'on
croit démontré et incontestable, autant est grande l'admiration que fait éprouver à l'expérimentateur le spectacle d'une cure vraiment homœopathique. Il est, en
effet, étonnant, presque incroyable, qu'avec des moyens
aussi faibles on puisse opérer de si grandes choses. Cela
ressemble assez au grand faire de la nature, dont les
phénomènes, tous les jours, nous surprennent et souvent nous confondent; c'est qu'en effet c'est elle qui
préside au maintien de la santé et à son rétablissement,
quand elle est troublée. En vain nous cherchons à con-

naître le mode interne de ses opérations dans l'un et
l'autre de ces deux procédés. Les conditions de la santé
et de son maintien sont le sujet de la physiologie et de
l'hygiène, sciences portées, par l'observation et l'expérience, à un rare degré de perfection. La pathologie n'a
pas exprimé avec le même bonheur les conditions de la
guérison des maladies. Trop curieux de connaître leur
cause interne, à jamais inappréciable, l'art de guérir
s'est jusqu'ici livré à des suppositions plus ou moins in-
génieuses sur cette cause efficiente, au lieu de se borner à recueillir soigneusement tous les signes extérieurs
et sensibles de nos souffrances, qui sont l'expression fidèle
de ce désaccord interne que nous ne pouvons approfondir.
De là les variétés multiples des systèmes qui ont régenté
la nature jusqu'à nos jours. Que ni les uns ni les autres
n'aient pu soutenir l'épreuve de l'expérience, cette vérité se fonde sur leur disparition successive, terminée
par un complet abandon. Lassés de cette versatilité déce-
vante dans une matière aussi sérieuse, les médecins les
plus sages en sont revenus à la médecine expectante,
c'est-à-dire à la contemplation de la nature militant seule
contre la désharmonie des fonctions, se bornant à éloigner de ses efforts tout ce qui peut les contrarier. C'était
revenir à la doctrine des crises, si bien tracée par le
père de la médecine. Ce pas rétrograde fut un bienfait
pour l'humanité, si durement éprouvée par tant de
méthodes curatives erronées. Mais combien ne leur laissait pas à désirer encore cette nature, triomphant souvent de nos maladies, mais trop souvent encore succom-

bant au milieu de ses efforts! Il ne leur échappait pas
que ces crises, après s'être entourées de dangers immi-
nens, laissaient le malade sauvé dans une faiblesse extrême, produite tant par la violence des secousses im-
primées à l'organisme, que par la perte abondante des
sucs dont ces crises s'accompagnent. Les essais que l'on
a faits pour imiter ces cures par la voie des crises ont
été moins heureux encore. Quel dommage, s'est-on dit,
que le *lysis*, c'est-à-dire la solution des maladies sans
ébranlement de l'économie animale, sans évacuations
sensibles , soit si rare et si peu imitable. En effet,
l'avantage serait immense pour l'humanité : sûreté, douceur, solidité, célérité de guérison, tels sont les attributs
caractéristiques de ce procédé curatif de la nature ; telles
sont aussi les marques distinctives des cures opérées par
l'application de la loi des semblables. Ici, point de secousses vives de l'organisme, point de ces évacuations
débilitantes si propres à effrayer le médecin, et dont
l'épuisement de son malade est la suite inévitable. Par
conséquent point ou très-peu de convalescence. Elle
marche à pas de géant , le malade n'ayant perdu de ses
forces tout juste que ce que lui a ôté la maladie. De
cette identité des phénomènes visibles n'est-il pas permis
d'induire l'identité du mouvement organique curateur
que nous ne pouvons apercevoir ? L'homœopathie n'est
donc qu'une imitation fidèle de la force médicatrice de
la nature dans celui de ses procédés le plus favorable
à l'humanité souffrante. Ici tombe le reproche fait à son
auteur, de n'avoir pour la nature et ses opérations mé-

dicatrices, que du mépris. Hahnemann ne méprise rien, que les fausses doctrines et les pratiques médicales erronées. Les crises lui ont paru des actes de désespoir de la nature, des guérisons trop chèrement achetées, quand toutefois elles ont lieu. La doctrine des crises est fondée sur une idée fausse, sur la supposition de l'existence d'une humeur morbifique, comme cause efficiente des maladies, tandis que cette humeur n'est que le produit immédiat d'un désaccord dans l'harmonie des fonctions. Ce qui se passe dans les cures homœopathiques porte cette vérité au plus haut degré d'évidence. Qu'un refroidissement soit causé par un coryza très-humide, ou des selles très-abondantes et avec tranchées, la noix vomique dans le premier cas, la douce-amère dans le second, mettent, en quelques heures, fin à ces évacuations. Combien de fois n'ai-je pas été appelé pour des vomissemens bilieux provoqués par un violent accès de colère? La camomille, ce remède qui court les rues, en faisait promptement justice. *Cessante causâ, cessat effectus.* Mais cette cause, ce n'est pas dans l'imagination que l'homœopathie va la chercher, mais bien dans la spécificité de son remède, renfermant virtuellement en lui la faculté d'affecter l'organe malade de la manière qu'il l'a été par les causes occasionelles. Nous ne pouvons approfondir ce qui se passe lors de la rencontre du remède avec la maladie. Ce procédé intime échappe à nos investigations. Mais nous pouvons apercevoir les phénomènes extérieurs de cette rencontre. Ainsi que dans le travail des crises, il y a aggravation des symptômes de la maladie; on voit clairement un soulèvement des forces vitales contre l'ennemi. Mais, grand Dieu! quelle différence! C'est un atome médicinal qui a opéré cet effort. Il est modéré, parce que la dose du remède est en rapport avec l'impressionnabilité du malade. Il est de courte durée, encore par la raison de l'infinie petitesse de cette dose. Il y a discret effort de la vie contre l'ennemi commun, et cet effort est triomphateur. Voilà, en dépit de notre curiosité d'en savoir plus, tout ce que nous pouvons en savoir : permis à chacun d'expliquer à sa manière cette œuvre cachée de curation. Pour mon compte, je ne saurais y voir qu'un renfort donné à l'organe souffrant, qui en réagit plus vivement pour retrouver son accord. Quelle que soit l'idée qu'on s'en forme, il reste éternellement vrai que la loi des semblables est la voie de guérison qui plaît le plus à la nature, celle qui lui coûte le moins d'efforts, comme aussi elle impose aux malades le moins de sacrifices de forces et de douleurs. Il serait oiseux de répondre aux adversaires de cette nouvelle doctrine, sur le reproche par eux adressé aux médecins homœopathistes, de ne s'occuper que des symptômes des maladies; et font-ils eux-mêmes autre chose que la médecine symptomatique, malgré leur prétention à la connaissance de la cause interne? Et, si l'on compare la manière de relever les symptômes dans l'une et l'autre méthode curative, l'avantage se range du côté de l'homœopathie, qui recueille tout fidèlement pour en faire un tableau complet qui reflète tout le désordre caché, tandis que sa rivale se contente d'en considérer quelques uns dont la

gravité ascendante détermine le choix, sans que cette
gravité, le plus souvent, leur mérite la préférence. Mais
c'en est déjà trop sur un point qui restera toujours un
paradoxe aux yeux de ceux qui fuient la lumière.

HOMŒOPATHIE

DOMESTIQUE.

INTRODUCTION.

—

Je me suis demandé souvent, avant que de mettre la main à cet ouvrage, si je ferais une chose utile. Un antécédent célèbre semblait devoir m'en détourner : c'est l'*Avis au peuple* par Tissot.

Le savant médecin de Lausanne avait indubitablement pris conseil de l'humanité, lorsqu'il lui dédia un livre dans lequel il lui enseignait l'art de se traiter soi-même. Atteignit-il à son but ? une expérience séculaire a répondu négativement à cette question.

En effet, il ne suffit point de savoir lire pour comprendre l'*Avis au peuple* de Tissot; un esprit sain, cultivé même, devient plus dangereux encore dans l'application de ses préceptes, que le gros bon sens populaire. Ce dernier, par une exécution servile et littérale, ne commettra que les erreurs qui ont échappé à l'auteur de cet ouvrage ; tandis que le lecteur, en possession du raisonnement, voudra se servir de cette faculté, pour interpréter, commenter, perfectionner même les conseils qu'on lui donne. Ses prétentions, à cet égard, sont d'autant mieux fondées qu'il sait, à n'en pas douter, que la médecine est un art conjectural, et que, dans le domaine de la conjecture, une opinion en vaut une autre.

D'ailleurs, n'oublions pas que c'est au nom de la doctrine ancienne, que le médecin de Lausanne parlait au peuple. A la vérité, il lui livrait des préceptes de la justesse et de la solidité desquels le témoignage des siècles l'avait convaincu. Une nouvelle ère médicale s'est ouverte ; l'obscurité a fait place à la lumière ; à la conjecture a succédé la certitude. Ce n'est plus en tâtonnant que la médecine procède à la guérison des maladies ; les remèdes qui leur conviennent lui sont signalés dans les épreuves qui en ont été faites sur l'homme sain, dont ils convertissent la santé en maladies semblables à nos maladies naturelles. L'étonnante singularité de ce résultat mena un grand homme à cette présomption, que peut-être les médicamens n'ont la propriété de rendre la santé que parce qu'ils possèdent celle de donner la maladie. De quelle nature devait être cette maladie : tel était le problème à résoudre. La solution en fut offerte par le quinquina qu'avala Hahnemann au sein de la plus parfaite santé, et qui ne tarda pas à lui faire éprouver tous les symptômes de la fièvre intermittente. Il était naturel d'en conclure que le quinquina ne guérit cette espèce de fièvre que parce qu'il jouit de la propriété de la donner. La similitude de la maladie que produit le médicament avec la maladie à guérir, est donc la condition indispensable de la guérison. Cette conséquence rigoureuse, brillante de lumière et de succès, devint le flambeau à la clarté duquel ce grand homme fit l'investigation de toutes nos substances médicinales. Elle ne répondit que pour confirmer la nécessité de la similitude des symptômes du médicament avec les symptômes de la maladie naturelle, comme condition rigoureuse de la curation. Voilà ce que l'homœopathie a le droit d'appeler la certitude succédant à la conjecture, l'évidence remplaçant les ténèbres ! Elle en fait le fondement de sa doctrine, qu'elle renferme dans ces trois mots : *similia similibus curantur* (les semblables se guérissent par les semblables).

Armée de cette loi, munie de la connaissance des vertus positives des médicamens, la médecine réformée marche à son but sans tâtonnemens, sans s'égarer dans la recherche de la cause interne de nos maladies, toujours impénétrable. Quel œil a pénétré le mystère de l'accord des organes, constitutif de l'état de santé, de leur désaccord, cause immédiate de l'état de maladie ? Tout ce qu'il nous est permis d'en connaître, ce sont les phénomènes extérieurs, image fidèle de ces deux états. Tout le temps consacré à l'investigation de cette cause interne secrète (et il embrasse la carrière de la médecine depuis son origine jusqu'à nous), est un temps perdu pour son perfectionnement. Quelle source de déceptions pour l'art ! Plût à Dieu que l'humanité en fût quitte à ce prix ! En a-t-elle pas fait les frais de cette longue série de théories, tour à tour dominantes et renversées, qui n'ont signalé que le passage d'une erreur à une autre; juste châtiment de l'orgueil, jaloux de pénétrer le secret de la création !

Bien plus humaine est l'homœopathie, dans sa recherche des lois qui président à la guérison de nos maux. Sans doute, elle a dû mettre l'humanité à contribution pour parvenir à leur découverte; mais ce n'est point à l'humanité souffrante qu'elle s'adresse; elle demande à la santé les secrets de la maladie. De légères douleurs, causées par les médicamens en épreuve, les lui ont dévoilés, et les signalent encore chaque jour, sans jamais faire de victimes. Telle est la source où elle puise, d'une manière sûre, un remède à tous nos maux; et cette source est intarissable. Fussent-ils plus nombreux encore, le remède ne peut lui manquer. N'en trouve-t-elle pas un gage certain dans le nombre immense des corps qui composent les trois règnes de la nature, dont l'expérience peut faire, et fera indubitablement, autant de médicamens?

Tel doit être désormais le but constant des travaux de l'art de guérir : plus d'hypothèse, plus de système. L'esprit d'invention doit céder sa place à l'esprit d'observation. L'inventeur est celui qui créa l'homme et le monde qu'il habite. En vain nous avons voulu lui dérober son secret; il le garde, le gardera toujours, et ne nous laissera que les phénomènes dont il abonde à observer. Ils doivent suffire à notre direction, dans l'état de santé comme dans celui de maladie. Penser qu'il n'a point placé le remède à côté du mal, c'est blasphémer.

C'est en observant les phénomènes morbifiques des médicamens sur lui-même, qu'Hahnemann découvrit leur propriété de développer des maladies semblables aux nôtres. C'est encore en opposant ces maladies médicinales aux maladies naturelles, c'est-à-dire en attaquant ces dernières avec les médicamens qui en produisent de semblables sur l'homme sain, qu'il opéra des guérisons promptes, douces, sûres et durables. En fallait-il davantage pour établir que l'observation des symptômes de la maladie, et celle, non moins rigoureuse, des symptômes des maladies produites par les médicamens, formant à elles seules toute doctrine médicale possible, constituent tout l'art de guérir? Dès lors, il reporta vers la comparaison des maladies médicinales avec nos maladies naturelles, toute l'attention que la médecine avait, jusqu'à lui, concentrée dans la recherche du désordre intérieur et matériel de nos organes, sur la nature duquel l'esprit humain sera toujours réduit à de pures présomptions.

C'est de ce travail comparatif que sont sortis ces tableaux admirables de maladies médicinales, si parfaitement semblables à nos maladies naturelles, que la similitude des symptômes médicinaux avec les symptômes de la maladie à guérir suffit au médecin pour en obtenir la guérison; l'expérience l'a démontré; elle est en médecine la pierre de touche de la vérité. L'esprit médical veut-il pénétrer plus avant dans l'organisme humain, il

en trouve toutes les issues fermées ; un voile impénétrable lui dérobe la vue du jeu de nos organes ; et qu'importe une connaissance qui n'est point nécessaire à la
guérison?

Je sens, aussi vivement que les adversaires de l'homœopathie, que ce procédé curatif est plus agréable au
malade qu'à son médecin. Il est si doux, pour l'avide curiosité de l'esprit humain, de pénétrer l'essence des
choses! mais n'y a-t-il rien à mettre à la place de cette
connaissance qui nous est refusée? est-il si difficile de se
représenter le médicament introduisant dans l'organisme
un désaccord semblable à celui que produit la maladie
naturelle? Des effets semblables reconnaissent nécessairement une cause semblable; aller plus loin, c'est
vouloir franchir les bornes du possible, c'est connaissance oiseuse, et de pure curiosité.

Qui pourrait aujourd'hui, après la révélation que la
nature a faite de sa loi favorite de guérison à l'humanité,
songer encore à se livrer à ces spéculations oiseuses
qui, en détournant l'homme de l'art du goût de l'observation, n'ont fait qu'épaissir les ténèbres dont la science
est environnée? La dévorante activité de certains esprits
est tout près de crier *à l'ignorance*, *à la frivolité*, *à la
nullité* d'un art appelé à produire de si grandes choses.

Elle est simple, sans doute, la loi de guérison
trouvée par Hahnemann! mais a-t-on bien réfléchi
aux difficultés de son application, pour se permettre
un pareil jugement? est-il donc si facile de tracer
un tableau parfait et fidèle de tous les symptômes dont

une maladie s'environne? et lorsque ce tableau est complet, quelle attention ne réclame pas le rapprochement de ce tableau, des symptômes des maladies médicinales. Une similitude aussi parfaite que possible est, avons-nous dit, la condition du succès. Si l'on considère maintenant que chaque médicament, à quelques symptômes caractéristiques qui lui sont propres, en joint une foule d'autres qui lui sont communs avec d'autres médicamens, on sentira de suite de combien de difficultés est hérissé le choix de celui qui est véritablement spécifique. C'est la règle et le compas à la main que procède le médecin homœopathe; il marche comme un géomètre. Cette contention d'esprit lui laisse-t-elle quelques loisirs, il n'a rien à redouter de l'ennui; la matière médicale les réclame impérieusement, soit pour graver dans sa mémoire les nombreux tableaux des maladies médicinales, soit pour procéder à l'épreuve de nouvelles substances, propres à enrichir l'arsenal de la médecine. Et l'on ose appeler l'homœopathie une science pauvre! Ah, bien plutôt disons qu'on la trouve trop riche! Plus d'un médecin de l'école ancienne a pâli à l'aspect des travaux qu'elle impose; cette crainte est, à n'en pas douter, un des principaux obstacles à sa propagation.

Oui, l'homœopathie est pauvre, si l'on entend par pauvreté le petit nombre des principes sur lesquels elle s'appuie; en ce cas, rien de plus pauvre que la nature, que son auteur lui-même. Un principe, entre ses mains créatrices, n'est-il pas la source de ces innombrables phénomènes que nous admirons, sans pouvoir les comprendre? l'homœopathie a quelque chose de la grandeur de la nature, dont elle est une révélation. Avec de petits moyens, elle opère de grandes choses.

Arrêtons-nous sur cette expression : *de petits moyens, instrumens de grandes œuvres.* Ici les adversaires de l'homœopathie ont donné une libre carrière à la plaisanterie; l'arme du ridicule, bien maniée, est une arme puissante, souvent victorieuse ; les médecins et leurs malades, accoutumés à guérir ou à mourir avec les doses massives des médicamens, refusent encore de croire à l'efficacité des petites. Que les pharmaciens s'élèvent contre ces dernières, cela se conçoit; on n'aime point à voir tarir les sources de la fortune; mais, que les malades fassent *chorus* avec eux, c'est ce qui ne peut se comprendre. N'est-ce point à leur profit que les pharmaciens s'appauvrissent? je dirai à ces derniers, qu'ils sont faits pour l'humanité, et non l'humanité pour eux. Quant aux médecins, ils comprendront, quand ils le voudront, qu'un remède spécifique, c'est-à-dire qui produit des symptômes semblables aux symptômes de la maladie à guérir, doit nécessairement l'aggraver dans ce travail de la substitution de la maladie médicinale à la maladie naturelle; et que, pour que cette aggravation ne soit pas trop vive, le remède ne saurait être dosé trop faiblement. Il peut être paradoxal, aux yeux du médecin allopathe, d'opposer de petits remèdes à de grandes maladies; qu'il se place au revers de son axiome régulateur, *contraria contrariis curantur*, il trouvera le médecin homœopathe conséquent.

Je m'arrête, pour ne point établir de parallèle entre les deux méthodes curatives, chose absolument étrangère à mon sujet. Le but de cette digression est de mettre le lecteur en garde contre les préventions défavorables à la réformation médicale. Si ce court exposé a mis en évidence la supériorité de la doctrine nouvelle sur l'école ancienne, il est tout près de triompher de la répugnance qu'on éprouve naturellement à suivre des conseils de l'utilité desquels on n'est pas convaincu.

A Dieu ne plaise cependant que j'aie, dans ce nouvel avis au peuple sur sa santé, la témérité d'instituer le premier venu juge dans des questions de vie et de mort. C'est ainsi que j'appelle ces maladies graves, périlleuses, dont on trouve la description et les traitemens dans l'*Avis au peuple* de Tissot. Si une instruction profonde, une expérience consommée, le talent de l'habitude, suffisent à peine au triomphe des obstacles dont leur cure est traversée, quelle ne sera pas la perplexité du médecin improvisé, lancé par la douleur dans cette région inconnue ?

C'est pour éviter cette faute, source de trépas innombrables, que j'ai circonscrit cet ouvrage dans le cercle étroit des maladies les plus ordinaires. J'ai voulu être utile, sans exposer à aucune espèce de danger. Là seulement, chacun peut être son propre médecin ; à l'homme de l'art seul appartient le traitement de ces maladies aiguës, violentes, qui menacent la vie ; comme aussi les maladies opiniâtres, en quelque sorte rebelles, sont exclusivement son partage. Au début des premières, il est permis tout au plus aux laïques d'administrer quelques remèdes préliminaires, propres à soulager le malade, en attendant l'arrivée du médecin, qui souvent ne peut venir aussitôt qu'on le désire.

Mais si le cadre des maladies au traitement desquelles tout homme malade peut être initié est rétréci, la sphère de leur apparition est des plus larges; c'est de loin à loin que surgissent, dans le domaine de la médecine, la phthisie, l'apopléxie, l'hydropisie, et tant d'autres affections majeures; tandis que les maladies dont je vais tracer le tableau et les traitemens, apparaissent journellement et à toutes les heures. Ne sait-on pas que c'est au peu d'importance qu'elles manifestent à leur invasion, qu'est due la négligence qu'on apporte à leur traitement ? Les conseils de la médecine y semblent inutiles, et, sous les auspices de cette fausse sécurité, combien de catarrhes simples sont devenus de la phthisie pulmonaire; combien de rhumatismes négligés ont engendré la goutte; combien de contusions, de meurtrissures, ont dégénéré en maladies des os, en tumeurs squirrheuses ou cancéreuses ?

Cet ouvrage est destiné à remplir le double objet, et de guérir avec simplicité, douceur, aux moindres frais possibles, les maladies légères qui semblent être les compagnes obligées de l'humaine existence; et de prévenir leur conversion en maladies graves, leur passage à l'incurabilité, métamorphoses que la négligence dans leur principe opère tous les jours sous nos yeux.

Là ne se bornera peut-être pas son utilité : il m'est

permis d'espérer qu'il contribuera à l'introduction d'un régime alimentaire plus conforme aux lois de la nature que celui dont la sensualité et l'imitation ont amené et consacré l'usage.

En voyant figurer, dans la cure des maladies, quelques substances, en apparence insignifiantes, qui trop souvent sont mêlées avec nos alimens, il ne peut échapper au lecteur une réflexion qui est fort naturelle; c'est que l'usage de ces substances médicinales, soit en qualité d'alimens, soit à titre d'assaisonnement, doit être pour l'homme une source d'indispositions et de maladies. Bien que l'habitude en émousse les influences, la santé n'en éprouve pas moins des impressions pernicieuses; on ne prend pas impunément médecine, lorsqu'on se porte bien. Le lecteur en conclura également, sans peine, que le régime du malade, pendant son traitement, doit avoir plus de sévérité qu'on ne lui en a imposé jusqu'ici; en définitive, que ce régime, après avoir secondé la guérison de l'homme malade, met celui qui jouit de la santé en possession de l'important secret de se préserver des maladies.

Je n'ai plus qu'un mot à dire, avant d'entrer en matière; c'est que l'extrême petitesse des doses d'un remède homœopathique lui assure, en cas d'erreur, une parfaite innocuité. On connaît leur puissance, quand le remède est choisi dans un rapport homœopathique; le choix de ceux que j'indique est rigoureusement fait sur ce principe. Le tableau de leurs propriétés médicinales est tracé avec la même rigueur d'exactitude. Lorsque le malade y trouvera l'image fidèle des symptômes qui constituent son mal, il peut, en toute confiance, prendre le remède qui les représente; l'erreur, si elle était possible, a son refuge dans le remède antidotaire, placé à côté.

J'ai écrit pour ceux qui croient en l'homœopathie; ainsi, point de controverse sur l'exiguité des doses médicinales. On ne soumettra jamais à la balance la dose du froid qui occasione une fièvre catarrhale, encore moins l'injure qui soulève la colère, et donne à celui qui l'éprouve une fièvre bilieuse ardente; la dose d'essence de roses ou de musc qui fait évanouir une femme est également impondérable; on n'oserait en nier les effets. Pourquoi conteste-t-on aux médicamens la faculté de produire les mêmes phénomènes? Tous les hommes ne se trouvent pas mal en respirant le musc; un rapport homœopathique doit exister entre cette substance et la personne qui en est douloureusement affectée; la même affinité se rencontre dans la susceptibilité d'un malade, et la faculté pathogénétique du médicament homœopathiquement choisi.

Point de réponse à l'accusation portée contre la matière médicale de l'homœopathie, de n'être composée que de poisons. Il sied mal, à ceux qui les administrent à grandes doses, de vouloir inspirer de la frayeur pour les petites; ils savent, tout aussi bien que moi, qu'une livre d'esprit de vin peut donner la mort à celui qui la boirait tout entière, tandis qu'une petite quantité de cette liqueur, parfumée de rose, édulcorée avec du sucre, fait leurs délices à la fin de chacun de leurs repas.

Quant à l'ordre de distribution de matières, j'ai suivi celui qu'Hahnemann a adopté pour la formation des tableaux des symptômes médicinaux.

Le fondateur de l'homœopathie commence leur expo- ition par la tête et les organes qu'elle renferme; de là entre dans la bouche, descend dans le bas-ventre, dont il parcourt l'enceinte jusqu'à sa sortie. Viennent ensuite les organes de la respiration, puis les quatre ex- trémités, et toute la périphérie du corps, dont la peau forme l'enveloppe.

L'ouvrage commence par l'exposition de la diète ho- mœopathique, dont l'observance rigoureuse est la con- dition *sine qua non* de la guérison; elle consiste à éviter tout ce qui peut troubler l'action des remèdes, la modi- fier, ou l'anéantir.

§ I. DE LA DIÈTE HOMŒOPATHIQUE.

Toute substance qui renferme des propriétés médici- nales ne peut qu'influencer l'action d'autres substances également médicinales, lorsque les unes et les autres entrent en contact. Ce résultat est surtout inévitable lorsque l'une de ces puissances médicinales l'emporte en activité sur l'autre; ce qui est d'autant plus facile, que l'homœopathie atténue les doses de ses remèdes, pres- que jusqu'à l'infini; car, le goût des jouissances ayant introduit dans le régime alimentaire une foule de substances douées par la nature de vertus médicinales, il devient indispensablement nécessaire, à celui qui veut faire un traitement homœopathique, de connaître ces substances, pour les éloigner soigneusement de son régime, s'il veut guérir.

Les alimens sont tirés du règne animal, ou du règne végétal.

Parmi les premiers, sont à éviter, le veau, la chair de porc, celle d'oie, de canard et de dindon; l'abstinence du veau est de rigueur pour les personnes atteintes de maladies du bas-ventre; les autres chairs appartiennent à des animaux domestiques dont les sucs, à défaut d'exercice, ne sont point élaborés. On évitera, avec le même soin, les viandes fumées, ainsi que le gibier trop faisandé, je veux dire, touchant de trop près à la corruption.

On ne doit point se permettre des viandes trop grasses, encore moins les préparer avec du beurre trop roussi.

Le poisson, comme faisant partie du règne animal, est un aliment sain; à l'exception de l'anguille et du saumon, propres à déranger l'estomac le plus robuste.

Le même interdit est prononcé contre l'huître, le hareng salé, le hareng saur, la morue salée, l'écrevisse et les moules.

On ne doit point toucher à la graisse d'oie ni de cochon, ainsi qu'au fromage fort. Toutes les viandes qui ne sont point nommées à ce chapitre de prohibition, sont permises.

C'est surtout le règne végétal qui abonde en substances qui ne sont point en harmonie avec le traitement homœopathique : combien de racines, de feuilles, de semences, sont mêlées à nos alimens, que l'on ne devrait trouver que dans nos pharmacies? tels sont : l'oseille, le persil, le céleri, le cerfeuil, la rue, les cressons de fontaine et de jardin, la menthe simple, la menthe poivrée, le thym, le serpolet, l'estragon. Sont compris dans la même proscription : la moutarde, le cumin, l'anis, la coriandre, le genièvre, le roseau aromatique, le radis, le raifort, l'asperge, le houblon, l'ail, l'ognon, l'échalotte, le poireau, les truffes, les champignons et les morilles.

La sensualité a introduit dans toutes les cuisines, sans excepter celle du pauvre, des substances, nommées épices, que l'homœopathie a frappées d'exclusion, à raison de la puissance dont elles jouissent, non seulement de modifier l'action des médicamens, mais encore d'en neutraliser les effets.

Ce sont : le poivre, le gingembre, la vanille, la cannelle (ces deux dernières, aphrodisiaques à un haut degré), le clou de girofle, le cardamome, la noix et la fleur de muscade, les câpres, le safran, les écorces d'orange et de citron, la feuille de laurier, le chocolat épicé.

Les fruits bien mûrs, doux et sucrés, sont permis, tant dans leur état de crudité, que préparés et cuits sous le nom de confitures, auxquelles on se gardera bien de mêler aucune épice.

Il n'est pas moins nécessaire de connaître les boissons défendues, que les alimens non permis.

De ce nombre sont : le vin, le thé, toutes les liqueurs spiritueuses. On accorde un peu de vin aux personnes âgées qui en ont une longue habitude ; on se conduira de même à l'égard du café et du thé, que l'on prendra faibles : et si l'on devait, pour guérir, renoncer à ces trois choses, il ne faudrait y procéder qu'avec des gradations presque inaperçues, et descendre l'échelle de la manière suivante.

D'un verre de vin, ou d'une tasse de café on en retirera une petite cuillerée, que l'on remplacera avec la même cuiller remplie d'eau ; le lendemain on en retirera deux, que l'on remplacera également avec deux autres cuillerées d'eau ; on procédera ainsi jusqu'à ce qu'il ne reste plus que de l'eau dans le verre de vin ou dans la tasse de café. N'est-ce pas ainsi que le soleil nous retire et nous rend sa bienfaisante chaleur aux deux équinoxes?

Sous peine de voir échouer sa cure, le malade renoncera à toutes ces pratiques domestiques, malheureusement devenues générales, de boire à tout bout de champ des infusions de fleurs de sureau, de camomille, de valériane, de mélisse, de menthe, en un mot, de toutes ces plantes qui croissent sur les montagnes de la Suisse, décorées du nom spécieux de thé pectoral.

Un autre usage, non moins proscrit dans le régime homœopathique, est celui des eaux minérales, tant naturelles qu'artificielles. Il peut y avoir exception pour les premières, lorsque l'homœopathie les conseille. Imitatrice fidèle de la nature, elle y voit, à la faveur des épreuves qu'elle en a faites sur l'homme sain, la propriété de développer quelques maladies ayant de la ressemblance avec celles qui sont imposées à l'humanité.

Il était curieux, sans doute, d'en connaître les principes constitutifs; la chimie ne laisse rien à désirer à cet égard; seulement, elle ne nous dit pas comment la nature fait, de toutes ces substances étrangères les unes aux autres, un tout homogène.

Les eaux minérales sont un puissant remède, quand elles sont administrées à des malades atteints d'affections semblables à celles qu'elles produisent sur l'homme sain. L'homœopathie, ai-je dit, en conseille l'usage, mais rarement, parce que sa doctrine lui fournit, contre les maladies chroniques, pour lesquelles les eaux minérales semblent être réservées, des moyens de guérison qui manquent à l'école ancienne. Mais, fidèle à la loi des semblables, elle n'en prodigue pas les doses comme elle; elle donne une attention toute particulière à l'aggravation de la maladie qui en doit ressortir lorsqu'elles se trouvent en rapport homœopathique avec la maladie. Des doses succèdent à d'autres doses, toujours mesurées et distanciées sur les degrés de l'amélioration qui succède à l'aggravation homœopathique. Administrées de cette manière, les eaux minérales naturelles opèrent des cures radicales, ne laissant point après elles le besoin d'y revenir, besoin qui dénonce clairement que la cure n'est que palliative. Si donc l'usage des eaux minérales natuturelles opère peu de guérisons, la faute en est à la légèreté avec laquelle on les conseille, et à la manière vicieuse de les administrer.

Que penser à présent de celles que la chimie nous compose, et qu'elle offre comme supplément à celles qui sont préparées par les mains de la nature? Sans doute l'analyse, qui sert de base à leur composition, est faite avec le soin le plus scrupuleux; aucune connaissance n'a manqué aux savans chargés de l'instituer; aucune des substances qui y sont tenues en dissolution n'a échappé à leurs réactifs assurés, à leur œil clair-voyant; ils ont tout dévoilé, tout pesé, tout saisi, excepté l'âme qui les anime. Ainsi ont procédé ceux qui ont décomposé le sang, pour en connaître les matériaux élémentaires, sans faire attention qu'ils ne travaillaient que sur un cadavre : oui, le cadavre de nos humeurs, un véritable *caput mortuum*. Ils ont eu beau le prendre à sa sortie de la veine; un instant de contact avec l'atmosphère a suffi pour dissiper ce principe éthéré qui lui donnait la vie. Une fois sorti des vaisseaux qui le renfermaient, il n'est pas plus animé que le lait de la nourrice extrait de son sein, où l'enfant, en le puisant, puise en même temps la vie. Cette vérité n'a pas échappé aux intelligences les plus grossières; appliquez ce que je viens de dire aux eaux minérales artificielles, et vous aurez la mesure de leur efficacité. Je reviens à mon sujet.

L'homœopathie, en supprimant le vin, laisse à ses malades, pour boisson, l'eau, le lait et une bière légère, reposée, épurée de toute substance enivrante et stimulante.

On réformera tous les parfums de la toilette, sans en excepter les savons aromatiques, à l'usage des mains, composés avec des substances médicinales. On y substituera la poudre de pain brûlé, des savons et des pommades sans odeur.

Les appartemens seront soigneusement aérés, jamais parfumés, ni artificiellement, ni par la présence de plantes odoriférantes. On les tiendra médiocrement chauffés, et on les quittera, au moins une fois chaque jour, pour faire de l'exercice en plein air.

On évitera toute application médicinale extérieure, telle que sinapismes, vésicatoires, cautères et emplâtres de toute espèce.

Si l'on a l'habitude du tabac, on aura soin qu'il soit sans mélange de substances aromatiques et odoriférantes.

Il faut à l'esprit des occupations, au cœur des émotions, comme il faut au corps du mouvement ; mais le travail intellectuel doit être doux, facile, sans contention ; les mouvemens du cœur, exempts de secousses.

On fera bien de sortir de table avec un peu d'appétit, et de pratiquer, dans la vie conjugale, le précepte du législateur des Chinois, qui conseille à l'homme qui désire de porter loin une carrière exempte d'infirmités, de tourner souvent le dos à sa compagne. L'amour n'y perdra rien, pour être pratiqué rarement. Epicure a dit, avec beaucoup de justesse, que l'abstinence est la mère de la jouissance.

Les alimens permis sont, pour le règne animal, les suivans :

Le bœuf, le mouton, la poule, le coq, le faisan, le vieux pigeon, et le gibier encore frais et sans odeur :

On peut se permettre quelquefois la partie rouge du jambon cru, sans addition de poivre.

Parmi les poissons, on donnera la préférence à la truite, au brochet, à la carpe, et, si l'on veut manger du hareng et de la sardine, on les fera préalablement dessaler.

Le beurre frais, les huiles d'amandes, d'olives et de noix, servent très-bien à la préparation des alimens; l'excès seul est à éviter.

Le lait et toutes ses préparations sont salubres; la pâtisserie elle-même n'est point nuisible, lorsqu'elle est apprêtée sans épices et sans trop de graisse; le lait aigri et le fromage fort ne peuvent être accordés.

Les œufs offrent une nourriture saine; on ne doit jamais les durcir; toutes les autres préparations en sont permises.

Le règne végétal est incomparablement plus abondant en substances alimentaires que le règne animal; cependant ses productions sont loin d'être toutes saines. Les seules salubres sont : l'épinard, les pois verts, appelés petits pois, les fèves, le chou-fleur, le chou frisé, le blanc, le rouge, le chou-rave, le navet, la carotte, la betterave et la pomme de terre. Viennent ensuite les gruaux de toute espèce; puis le riz, le sagou et le salep, auxquels il faut ajouter la lentille.

Bien que les fruits soient une nourriture aussi saine qu'agréable, on se bornera aux fraises, framboises, cerises, poires fondantes, pommes douces, abricots, pêches, melons et raisins, le tout en pleine maturité. Néanmoins, la privation de leur usage est un devoir pour les personnes sujettes à la colique et au dévoiement.

Lorsqu'on se sentira de la fièvre, on fera bien de s'abstenir de viande, et de tout aliment de difficile digestion, tels que les légumes verts; se contentant de gruaux cuits à l'eau et de fruits cuits.

J'ai déjà nommé les boissons qui concordent avec le régime homœopathique. C'est à tort qu'on accorde au vin la propriété d'aider à la digestion; cette croyance est en contradiction avec la somme d'appétit et la force digestive des buveurs d'eau; rien n'est plus vif que l'appétit de ces derniers, on ne les entend jamais se plaindre de leur estomac; d'ailleurs on ne boit point le vin pour se désaltérer; les disciples de Bacchus en conviennent. Que cherchent-ils donc dans cette boisson? du plaisir : quant aux forces qu'elle peut donner, elle ne jouit de cette propriété qu'en qualité de remède. A ce titre, elle ne peut être admise à côté d'autres remèdes dont elle contrarierait l'action.

Le lecteur connaît à présent tout ce qui peut favoriser ou troubler un traitement dirigé par la médecine homœopathique. Tout ce qui vient d'être exposé est rigoureusement suffisant; s'il désirait de plus amples détails sur cette matière, il les trouvera dans l'ouvrage spécial que j'ai écrit sur la diète homœopathique : il sera bien aise, peut-être, de lire le précis de la doctrine qui le termine.

§ II. DE L'EMPLOI DES MÉDICAMENS HOMŒOPATHIQUES.

Chaque médicament est doué de vertus à lui propres, et rendu par elles apte à la guérison de maladies bien déterminées, de sorte qu'il n'est jamais permis de l'échanger arbitrairement contre un autre; sa dose est réglée sur sa puissance propre : l'administre-t-on à dose trop forte, il cause une aggravation trop vive; sa dose est-elle trop faible, son action trop fugitive n'enlève qu'imparfaitement la maladie, qui ne tarde pas à reparaître, peut-être avec quelques symptômes marquans de moins.

La célérité et la vivacité d'action d'un remède sont en raison directe de l'irritabilité du malade et de la violence de son mal.

Les enfans et les femmes sont plus impressionnables que les hommes et les adultes. Chez les vieillards, l'action médicinale est plus lente; c'est pourquoi les doses les plus faibles conviennent à l'enfance ; on les élève pour l'âge adulte; mais il faut souvent les abaisser pour la vieillesse, dont l'irritabilité semble s'accroître de la force qu'elle a perdue.

Tout médicament, en rapport homœopathique avec la maladie, produit une aggravation sensible de ses symptômes, qui n'est autre chose qu'une lutte du remède avec le mal, lutte passagère et qui, loin de donner de l'inquiétude au médecin, lui garantit le succès de sa cure; elle prouve que le remède est bien choisi. Le malade qui en est instruit, partage la sécurité de l'homme de l'art.

L'homœopathie fait prendre ses remèdes le soir, quelques heures avant de se coucher, et trois heures au moins après le repas. On aura soin de ne manger qu'une heure après les avoir pris, et d'éviter toute contention d'esprit, ainsi que toute émotion trop vive de l'âme.

On ne donne qu'une dose à la fois du remède, qu'on laisse agir aussi long-temps que l'amélioration, qui succède à l'aggravation apparente, ne cesse point, ou jusqu'à ce que la maladie menace de reparaître; auquel cas on répète jusqu'à quatre fois le même médicament.

Dans quelques cas, particuliers aux enfans et aux femmes, au lieu d'une aggravation du mal, après l'administration du remède, on voit survenir un doux sommeil, suivi d'une amélioration marquée; il faut bien se garder de troubler ce sommeil, avant-coureur de la guérison.

D'autres fois, la sueur suit l'administration du remède : on éloignera soigneusement toutes les influences qui pourraient contrarier ce phénomène curateur.

Il est bien rare qu'un remède procure du soulagement, sans avoir préalablement aggravé le mal; il est plus rare encore que l'amélioration soit son premier effet, que le second soit l'aggravation et le troisième la guérison complète. Ce serait à tort que, dans ce dernier cas, on répéterait le remède.

On verra quelquefois un remède produire des effets alternatifs, c'est-à-dire qu'au lieu de guérir complétement la maladie, il développera des symptômes diamétralement opposés à ceux qui existent. A l'apparition de ce phénomène, il faut faire prendre au malade l'antidote du médicament donné, ce qui est bientôt suivi de l'entière guérison.

Il suffit souvent de donner au malade le remède à flairer, au lieu de le faire prendre par la bouche. Cette pratique est à recommander lorsqu'il est urgent d'apaiser une douleur atroce, dans l'exaltation de la sensibilité, dans les défaillances, les vomissemens violens, occasionés par l'irritabilité excessive de l'estomac; il n'est plus de choix, lorsque le malade ne peut ouvrir la bouche.

Il peut arriver qu'on soit forcé de combattre des symptômes menaçans, qui exigent un remède qui n'a point de rapport avec la maladie dont le traitement est commencé. Alors il faut se contenter de la dose la plus faible, pour ne point neutraliser le remède précédent : la dentition difficile, chez les enfans, exige quelquefois cette pratique.

Dans quelques douleurs violentes, qu'elles soient ou non causées par l'action des remèdes, on se trouvera bien d'exercer, avec un corps laineux, des frictions sur une région du corps liée de sympathie avec la partie souffrante, par exemple, sur le bras sain, sur la jambe saine, lorsque les autres souffrent; sur le cou, sur le dos, lorsque la maladie siége à la gorge, à la poitrine.

Ce petit nombre de préceptes suffira toujours, dans le traitement des maladies aiguës, à celui que l'étude n'a point initié aux connaissances profondes de l'art de guérir.

Comme les maladies les plus graves peuvent se voiler sous les formes spécieuses de la douceur et de l'innocuité, j'aurai soin, dans l'exposé des maladies et des remèdes qui leur conviennent, de tracer la limite qui sépare la médecine populaire de celle de l'art, c'est-à-dire de déterminer la concession faite à la première, et où commence la seconde.

Je m'attends néanmoins, en dépit de l'étroitesse de la sphère dans laquelle j'ai circonscrit cette concession, au reproche de mettre une arme dangereuse aux mains de l'ignorance ; mais ne sait-on pas que la manie de se traiter soi-même est une des maladies de l'esprit humain ? quel est le malade, que le médecin aborde, qui n'ait pas déjà préludé à son traitement par quelque remède de sa façon ? faisons donc de nécessité vertu, et, puisqu'on ne peut corriger les hommes de cette manie, renfermons-la dans le cercle étroit que j'ai tracé, dont il sortira quelque bien, sans mélange d'erreur.

§ III. Préparation et conservation des médicamens homœopathiques.

Pour se traiter soi-même, il est nécessaire de posséder la collection des remèdes homœopathiques. Quant à leur préparation, je conseille de ne point s'en rapporter à soi-même; ce travail demande des connaissances qui manquent à la plupart des hommes. Il est bien plus simple d'en faire l'acquisition , en les puisant toutefois à une source fidèle. En voici le catalogue : leur dénomination est accompagnée de la fraction à laquelle ils doivent être administrés. Ils se suivent dans l'ordre alphabétique.

	Fraction.
Acide nitrique.	30e
— phosphorique.	18e
— sulfurique.	30e
Aconit.	24e
Antimoine cru.	9e
Arnica montana.	6e,
Arsenic blanc.	39e
Baryte acétique.	30e
Belladonne.	30e
Borax.	30e
Bryone blanche.	18e et 30e
Calcarea carbonica.	30e
Camphre. (La goutte pure d'une solution saturée dans l'esprit de vin.)	
Poivre d'Espagne.	15e
Camomille des champs.	12e
Cina, semen contra vermes.	12e et 24e
Cannelle. . . . . . (La goutte pure de la teinture spiritueuse.)	
Coque du Levant.	12e et 24e
Café cru.	3e
Coloquinte.	30e
Safran.	3e
Cuivre métallique.	30e
Drosera rotundifolia.	30e
Dulcamara, douce amère.	24e
Euphrasia, euphraise.	3e
Filix mas, fougère.	9e
Foie de soufre.	6e
Graphite.	30e

		Fraction.
Jusquiame.	. . . .	9ᵉ
Ignatia amara.	. . . .	12ᵉ
Ipécacuanha.	. . . .	6ᵉ
Aimant artificiel.	. . . .	—
Mercure , sublimé corrosif.	. . . .	15ᵉ
Mercure soluble.	. . . .	12ᵉ
Mercure vif.	. . . .	12ᵉ
Mesmérisme , magnétisme animal.	. . . .	—
Musc , Moschus.	. . . .	3ᵉ
Noix vomique.	. . . . 24ᵉ et 30ᵉ
Opium.	. . . .	6ᵉ
Huile de pétrole , pétroleum.	. . . .	30ᵉ
Phosphore.	. . . .	30ᵉ
Pulsatille, anémone des prés.	. . . . 12ᵉ et 18ᵉ
Rhubarbe.	. . . .	9ᵉ
Rhus toxicodendron.	. . . .	30ᵉ
Sabine.	. . . .	240ᵉ
Sureau , sambucus.	. . . (La goutte pure de la teinture spiritueuse.)
Sépie , sépia.	. . . .	30ᵉ
Silicea , silice.	. . . .	30ᵉ
Eponge marine brûlée.	. . . .	30ᵉ
Stramonium , pomme épineuse.	. . . .	60ᵉ
Soufre , sulphur.	. . . . 2ᵉ et 30ᵉ
Thuia occidental.	. . . .	30ᵉ
Valériane.	. . . .	12ᵉ
Ellébore blanc.	. . . .	30ᵉ
Viola tricolor , fleur de pensée.	. . . .	3ᵉ

J'indiquerai , dans le cours de l'ouvrage , les antidotes des médicamens ci-dessus dénommés ; mais je crois devoir faire observer ici que le camphre est celui d'un grand nombre de remèdes tirés du règne végétal , et, spéciale-ment, des cantharides ; il est encore quelques médicamens, tirés du règne animal dont il neutralise l'action ; c'est pourquoi il faut le tenir soigneusement éloigné de tous les autres remèdes. Sa préparation est la seule qu'on puisse faire aisément soi-même ; on en dissout un grain dans cent gouttes d'esprit de vin. Une seule goutte constitue la dose ordinaire, que l'on peut renouveler de cinq en cinq minutes, attendu son extrême volatilité, qui rend son effet fugitif.

L'aimant artificiel est une baguette de fer aimanté, de la longueur de huit à dix pouces, sur quatre lignes de largeur ; on peut facilement se le procurer dans le commerce.

On a douté long-temps de ses vertus médicinales : que dis-je? on s'est permis le persiflage envers ceux qui croyaient à ses vertus. Aujourd'hui que Hahnemann les a constatées, il est, entre les mains de l'homœopathie, un médicament des plus efficaces, lorsque tous les autres sont restés sans effet ; on s'en sert de la manière suivante :

Il est trois sortes d'usages de l'aimant artificiel, c'est-à-dire que l'on fait toucher au malade l'un ou l'autre de ses pôles, ou sa surface. Ses deux pôles sont, comme ceux du globe, l'un sud, l'autre nord.

Lorsque le malade en doit faire usage ; il doit avoir devant lui le pôle qu'il va toucher : le pôle nord, toujours dirigé vers le nord. Il ne doit ni le prendre dans ses mains, ni le placer lui-même ni le remettre à sa place, sous peine de s'exposer à changer son action, ou à détruire ses effets. C'est avec l'extrémité d'un doigt qu'il touche le pôle qui lui est indiqué; il doit l'y tenir appliqué pendant l'espace de deux à cinq minutes.

Si c'est la surface qu'il doit toucher, il appliquera trois doigts sur son milieu, pour multiplier les points de contact. Il est probable que les propriétés spéciales de l'aimant sont le résultat de l'action simultanée des deux pôles. On remarque, en effet, que, lorsqu'on promène l'aiguille aimantée le long de la baguette, elle montre, tantôt le pôle nord, tantôt le pôle sud; d'où l'on peut conclure qu'elle se trouve tantôt vers le pôle ami, tantôt vers le pôle ennemi.

L'attouchement, ai-je dit, doit être de quelques minutes; pour être actif, le contact doit produire une légère aggravation du mal à guérir. Dès qu'elle aura lieu, le malade s'éloignera de l'aimant, qu'il faut, à l'instant même, emporter de la chambre où l'opération s'est faite. L'aggravation fait bientôt place à une amélioration marquée, suivie de la guérison. Il m'est arrivé, avec un unique attouchement de la baguette aimantée, d'enlever, comme par enchantement, de violentes douleurs, causées par des dents creuses et cariées.

Si l'on s'était trompé dans le choix du pôle, ce que l'on reconnaîtra à l'absence de l'aggravation, et surtout à un soulagement trop prompt, il ne faut point s'en laisser imposer, en se regardant comme guéri; il n'y a que palliation; le mal ne tarde pas à reparaître. Après avoir attendu quelques minutes, il faut toucher l'autre pôle, jusqu'à ce qu'on sente le mal s'aggraver; alors la cure est réelle, parce qu'elle est homœopathique.

Le mesmérisme, ainsi appelé de son auteur, autrement dit, magnétisme animal, n'est autre chose que l'influence médicinale qu'un corps vivant peut exercer sur un autre corps également vivant.

Le magnétisme animal ne mérite pas le mépris dont on l'a couvert : on peut abuser de tout remède, c'est ce qu'on a fait du magnétisme animal.

Tout homme sain et robuste peut, à l'aide du magnétisme, exercer une influence curative sur ses semblables. Sont exclues de cette faculté les personnes faibles; en communiquant leur débilité au malade, leurs incommodités même, elles ne pourraient qu'aggraver la maladie.

On a attribué à l'imagination les effets du magnétisme animal; si cela est vrai, comment se fait-il que son action soit si puissante sur les enfans, dont cette faculté est encore dans le sommeil, qu'il guérit souvent, lorsque tous les autres remèdes sont inefficaces ?

L'action du magnétisme animal est en grande partie homœopathique, c'est-à-dire qu'elle produit des symptômes semblables à ceux de la maladie à guérir. Une condition rigoureuse de son succès est la parfaite santé du magnétiseur, jointe à une volonté ferme et une bienveillante intention.

Du plat de la main, le magnétiseur touche le malade, en commençant par le sommet de la tête ; il forme un trait de friction qui parcourt la longueur du corps et finit aux pieds. Il ne faut point y mettre de vitesse ; on a vu le magnétisme, ainsi pratiqué, arrêter des hémorrhagies utérines qui menaçaient d'une mort prochaine.

D'autres fois, à l'aide d'un trait frictionnel plus vif, on peut régulariser la distribution des forces vitales, trop accumulées dans certaines régions du corps, aux dépens d'autres régions qui en sont privées; comme dans l'ascension du sang vers la tête, accompagnée d'anxiété et d'insomnie.

Souvent aussi, lorsqu'il est nécessaire de relever de sa profonde faiblesse un organe sur lequel un vice interne exerce sa fureur, par exemple, une goutte sereine, la paralysie d'un membre, on chercherait vainement, dans la matière médicale un remède qui égalât en puissance l'application du magnétisme.

Le triomphe du magnétisme animal est dans le rappel à la vie des personnes frappées d'une mort apparente; c'est là qu'on peut se convaincre de la toute-puissance, sur la totalité de l'organisme, d'une personne de santé florissante, armée d'une volonté forte et bienveillante.

La conservation des médicamens homœopathiques consiste à les préserver soigneusement de l'impression de l'air, de la chaleur, et de la lumière du soleil; ils doivent être renfermés dans de petites bouteilles de verre fermées avec du liége bien sain; à défaut de ces précautions, il faut les renouveler tous les ans. Le lieu qui les renfermera ne sera point exposé à des vapeurs, telles que celles du charbon, du soufre, de la poix, du café, de l'éponge brûlée, des plumes, cheveux, ou autres substances animales. On n'y introduira jamais de plantes odoriférantes ; le vase qui contient les médicamens doit être bouché aussitôt après qu'on s'en est servi.

L'aimant artificiel doit toujours avoir son pôle nord dirigé vers le nord, si l'on ne veut qu'il perde toute sa force. Il ne faut l'exposer ni à la chaleur du soleil ni à des heurtemens contre d'autres corps solides, encore moins détacher souvent, et avec violence, les deux petites baguettes de fer qui sont appliquées à ses extrémités : elles ne doivent en être séparées qu'au besoin. On fera bien de ne point le suspendre, mais de le tenir posé à plat, dans sa boîte, le pôle nord tourné, comme je l'ai dit, vers le nord.

Je ne terminerai pas ces préliminaires sans donner au lecteur un avis important. Bien que j'indique, à chaque emploi des médicamens, l'intervalle qu'il doit mettre entre un remède et un autre, je l'invite à se tenir en garde contre l'impatience et la précipitation ; il se conformera rigoureusement aux règles suivantes.

1° Quelque légère que soit l'amélioration qu'il éprouve, il ne cherchera point à l'accélérer par la répétition du remède, auquel il faut donner le temps d'achever son action : encore moins doit-il en prendre un autre ; ce serait troubler le travail de la guérison.

2° Après avoir pris un remède, il laissera s'écouler au moins 8 à 12 heures avant d'en prendre un second. S'il ne ressent aucune amélioration après ce laps de temps, et que le remède n'ait point été trop fortement dosé, il y a lieu de croire que le choix n'était pas juste ; il faut alors recourir à un autre remède mieux choisi : on le trouvera indiqué au même chapitre.

Il y a exception pour les cas de maladies aiguës, où l'action des remèdes s'achève plus rapidement. Alors l'intervalle n'est que de deux ou trois heures, après lesquelles on peut prendre une seconde dose du même médicament.

On sera d'autant plus fondé à se conduire ainsi, qu'on aura pris, ou le camphre, ou l'opium, le café, l'ipécacuanha, le sureau et l'aconit; remèdes dont la durée d'action est d'elle-même très-courte.

3° On peut être certain de la durée d'action d'un remède tant que l'amélioration qu'il a produite continue; alors toute répétition du remède est dangereuse.

4° Si le remède n'a point enlevé complétement la maladie, on saisit le moment où l'amélioration s'arrête, pour redonner le même remède, ou tout autre, répondant au reste des symptômes.

5° C'est aux dispositions de l'âme, plus qu'à l'état du corps, qu'on reconnaîtra l'arrivée de l'aggravation et de l'amélioration. Quelque légère que soit cette dernière, elle est aussitôt signalée par le courage qui se relève, une plus grande liberté d'esprit, plus de bien-être général. Il ne suit pas de là que l'aggravation se manifeste par des signes opposés. Le malade, prévenu par son médecin qu'un accroissement modéré de son mal est la garantie de sa guérison, le voit arriver avec le sentiment de l'espérance, qui allége tous les maux.

Il ne sera pas inutile d'instruire le lecteur de la durée

d'action des remèdes conseillés dans cet ouvrage. Il en appréciera mieux la nécessité d'attendre, après l'administration d'un remède, l'arrivée de l'amélioration, avant de le répéter, ou d'en prendre un nouveau.

§ IV. DURÉE D'ACTION DES MÉDICAMENS.

Acide nitrique. . . . . : . . . . . . 40 jours
Acide phosphorique. 14
Acide sulfurique. . . . . quelques jours
Aconit napel. . . . . au plus 48 heures
Antimoine cru. 14
Arnica montana. . . . . 4 à 6 jours
Or , aurum. . . . . 14 à 21
Arsenic. . . . . 8 à 14
Baryte acétique. . . . . 8 à 14
Belladonne. . . . . : . 14 à 21
Borax. . . . . 8 à 18
Bryone. . . . . 12 à 14
Calcarea carbonica. 40
Poivre, capsicum annuum. . . . . 6 à 8
Camomille. . . . . 3 à 4
Kina (les petites doses, quelquefois les grandes). . . . 14
Cannelle. . . . . 7 à 8 heures
Cina , semen contra vermes. . . . . 12 jours
Coque du Levant, cocculus. 9
Café cru. . . . . quelques heures
Coloquinte. . . . . de 12 à 21 jours
Safran. . . . . 3 à 6
Cuivre , dans les maladies aiguës. 2
   — dans les maladies chroniques. 21
Dulcamara. . . . . 12 à 14
Filix mas, fougère mâle. . . . . 8 à 10
Graphite. . . . . 30 à 40
Foie de soufre. . . . . 10 à 12

Jusquiame. . . . . 4 à 6 jours
Ipécacuanha. . . . . quelques heures
Ignatia amara. . . . . 4 à 6 jours
Les remèdes mercuriels. . . . . 14 à 21
Musc. quelques heures
Noix vomique. . . . . 12 à 14 jours
Opium. . . . . quelques heures
Petroleum, huile de pétrole. . . . . 40 jours
Phosphore. 40
Pulsatille. . . . . 12 à 14
Rhubarbe. . . . . 2 à 3
Rhus toxicodendron. . . . . 14 à 21
Sabine. . . . . 14 à 21
Sureau. . . . . 36 à 48 heures
Sépie et Silice, chacun de. . . . . 30 à 40 jours
Eponge maritime brûlée. . . . . quelques semaines
Pomme épineuse, stramonium. . . . . 36 à 48 heures
Soufre. . . . . 14 à 21 jours
Thuia occidental. . . . . 3 semaines
Valeriane. . . . . 4 à 5 jours
Ellébore blanc. . . . . 5 à 6
Jacea, fleur de pensée. . . . . 5 à 8

Pour éviter toute erreur dans la manière de doser les remèdes, je me suis servi de la numération par centième, dix-millième, millionième, billionième, trillionième, quadrillionième, sextillionième, septillionième, octillionième, nonillionième et décillionième.

Ces quantités minimes cesseront d'exciter le rire, lorsqu'on saura que trois ou quatre onces d'esprit-de-vin suffisent à la formation de toutes ces fractions : en voici le procédé.

On verse 100 gouttes d'esprit-de-vin dans une petite

fiole; on répète la même chose avec 29 autres fioles, ce qui donne le nombre 30. Dans la première fiole, on laisse tomber une goutte de la teinture pure d'un remède; on l'agite, pour en imprégner tout l'esprit. Cette première bouteille contient la fraction centième de l'unité.

Une goutte, prise dans cette première bouteille, et mêlée avec l'esprit-de-vin de la seconde, fournit la fraction dix-millième; une goutte de cette seconde bouteille forme, avec la troisième, la fraction millionième.

En procédant ainsi trente fois, on arrive à la dernière fraction, qui est la décillionième.

Cependant, de ces trente fractions, on n'en doit employer que dix, que je viens de dénommer quelques lignes plus haut.

Les autres fractions intermédiaires restent en réserve, pour reconstituer les dix fractions principales lorsqu'elles sont consommées.

Est-il donc invraisemblable qu'un grain de substance médicinale puisse communiquer sa vertu à quatre onces d'esprit-de-vin rectifié? cela fût-il inintelligible, il faudrait l'admettre et y croire, sur la foi de l'expérience.

Une expérience vulgaire donne le nœud de cette énigme : l'espace le plus vaste peut être rempli par l'odeur que répand un grain de musc. Pourrait-on mesurer l'infinie division à laquelle arrive ce grain, pour remplir l'atmosphère de ce lieu? Sans doute, toutes les substances médicinales ne sont pas odorantes, mais elles sont susceptibles de la même atténuation sans rien perdre de leur vertu médicinale. A ce degré d'atténuation infinie le musc conserve la faculté d'influencer douloureusement les nerfs d'une personne prédisposée aux spasmes. Il en est de même de tout remède homœopathiquement choisi; quelle que soit son atténuation, l'organe souffrant avec lequel il est en rapport en ressentira douloureusement l'action.

Ces fractions s'expriment aussi par des chiffres, qui tous se rapportent aux fractions dénommées. Ainsi : la première fraction indique les centièmes; la 2ᵉ, les dix-millièmes; la 3ᵉ, les millionièmes; la 6ᵉ, les billions; la 9ᵉ, les trillions; la 12ᵉ, les quadrillions; la 15ᵉ, les quintillions; la 18ᵉ les sextillions ; la 21ᵉ, les septillions ; la 24ᵉ, les octillions; la 30ᵉ, les décillions. Tels sont les doubles signes qui indiquent les doses ordinaires des remèdes homœopathiques.

L'extrême activité des remèdes homœopathiques, même les plus atténués, ne permettant pas toujours d'en administrer la goutte entière, il fallait trouver un moyen de la subdiviser, pour la mettre en rapport avec les divers degrés de susceptibilité des malades ; l'ingénieuse idée des grains composés de gomme et de sucre de lait, satisfait complétement à ce dessein. Sur quelques centaines de ces petits grains, on verse une goutte de remède, qui charge chacun d'eux de la vertu médicinale. On verra, à l'article des prescriptions, que quelques uns de ces grains suffisent presque toujours pour remplir l'indication curative.

CHAPITRE PREMIER.

MALADIES DE LA TÊTE.

§ I. ASCENSION DU SANG VERS LA TÊTE.

Cette maladie est due le plus souvent à une vie trop sédentaire, aux fortes contentions d'esprit, comme aussi à l'abus des boissons spiritueuses et stimulantes, et principalement du café. On la reconnaît aux signes suivans : gonflement des vaisseaux de la tête, accompagné de pulsations dans cette région, qui paraissent se répéter dans tout le corps : chaleur, rougeur, boursouflure de la face, accès de vertige, maux de tête violens, qui se font sentir plus vivement au front et au dessus des sourcils; on ne saurait baisser la tête sans qu'ils s'accroissent, ainsi que par la toux; le sommeil plein de rêves. Aucun remède ne répond mieux à cet accident que l'*aconit* à la dose d'un décillionième. A défaut d'efficacité de ce remède, on recourra à la noix vomique, qui maîtrisera sûrement la maladie. Sa dose est la goutte entière de l'atténuation octillionième.

Mais si la congestion sanguine produit un gonflement considérable des veines de la tête, une douleur extrême de cette région, brûlante et lancinante, qui s'accroît dans le mouvement, à l'impression du bruit et de la lumière, c'est la *belladonne*, à la dose de quelques grains de la fraction décillionième, qui convient, après l'avoir toutefois fait précéder de la dose d'*aconit* susdite.

Il n'est pas rare non plus que cette ascension du sang vers la tête fasse jaillir des yeux des étincelles, noircisse la vue, et fasse voir les objets doubles, qu'elle occasione des sifflemens dans les oreilles, des défaillances, et détermine de l'assoupissement. Cet état est surtout familier aux enfans, à l'époque de la dentition, si féconde en convulsions, provenant de congestions sanguines dans le cerveau.

Les jeunes filles chez lesquelles la menstruation n'est pas encore régulière, y sont également sujettes. On le voit aussi s'établir chez le sexe, à la suite du dérangement causé par un refroidissement humide des pieds, comme aussi après la suppression de cette fonction. Dans tous ces cas, la *belladonne* est souveraine. On peut soutenir son action par l'application d'un cataplasme d'avoine bouillie et chaude à la plante des pieds. Mais qu'on ne perde pas de vue le précepte que j'ai donné plus haut, de faire précéder ce remède, ainsi que la *noix vomique*, de l'emploi de l'aconit, et d'attendre au moins quatre ou six heures avant de passer à l'administration d'un de ces deux remèdes. Si l'épouvante et la colère ont donné lieu à cet état, l'aconit est le remède par excellence.

Mais lorsque ces accidens sont le résultat d'une chute

violente, d'une forte contusion, ou d'un coup reçu à la tête, on remédie à l'ébranlement du cerveau, qui en est la suite inévitable, avec l'*arnica*, dont on donne deux ou trois grains de la fraction sixième, le *billion*. Il est bon de ne pas s'en rapporter à soi-même dans un cas de cette nature. On reconnaît l'ébranlement du cerveau aux signes suivans :

Étourdissement, vertige, sensation de froid dans un lieu très-circonscrit de la tête, pression sur les yeux qui veulent se fermer, facilité à s'effrayer, vomisse-mens.

Comme le sang peut s'être extravasé, tant à l'intérieur qu'à l'extérieur, on fera bien d'employer extérieurement l'*arnica*, en mêlant trois gouttes de sa teinture la plus forte avec une once ou deux d'eau, et d'en appliquer des linges imbibés.

Si l'*arnica* produisait un saignement de nez, il faudrait s'en applaudir comme d'un événement très-heureux, et bien se garder de l'arrêter. Il arrive quelquefois que les accidens se réveillent au bout de seize à vingt-quatre heures; on répète alors l'*arnica* à l'intérieur, en conseillant au malade une grande tranquillité.

La brusque éruption du sang vers la tête est souvent causée par le mouvement d'une joie trop vive, comme aussi elle peut être produite par une violente émotion triste. Dans l'un et l'autre cas, on se trouvera bien de prendre quelques grains de la fraction millionième de teinture de café, si propre à dompter l'irritabilité.

Autre chose est lorsque cet accident est produit par

la colère ; on y remédie avec la camomille, la goutte pure de la fraction quadrillionième.

A-t-on dû dévorer sa colère, ou bien concentrer un chagrin qui mine doucement ? l'accident dont il est question doit être combattu avec l'*ignatia*, dont quelques grains de la fraction quadrillionième suffisent, tandis qu'on donne de la *voix vomique* lorsque cet état succède immédiatement à un mouvement de colère. Mais si l'épouvante seule y a donné lieu, il faut à l'instant même administrer l'*opium*, trois grains de la fraction billionnième. Il arrive encore assez fréquemment aux femmes d'éprouver, avant ou après leur période menstruelle, de semblables congestions vers la tête : le safran y est efficace, à la fraction billioniéme, une goutte entière.

Lorsque ces congestions vers la tête surviennent à des personnes affaiblies, chez lesquelles les forces de la vie s'accumulent dans un organe, aux dépens d'autres qui en sont privés, rien n'est plus propre à régulariser leur distribution que le magnétisme animal, exercé par un trait unique et une moyenne force de volonté, du sommet de la tête aux orteils, avec le plat de la main, et sans trop de lenteur.

§ II. EFFETS DE L'ASCENSION DU SANG VERS LA TÊTE.

Lorsque la tête est prise de vertiges, d'étourdissemons, qu'il y a fourmillement au front, sensation de brûlure au cerveau et de fraîcheur dans le reste du corps, pression, battemens à la tête, que le coucher diminue, que le lever aggrave ; lorsqu'il y a gonflement et rougeur aux joues, une grande exaltation du système nerveux, de la mauvaise humeur ; de l'inaptitude au travail et de l'insomnie. : Remède : *aconit,* deux grains de la fraction octillionième.

Mais s'il se joint à tous ces symptômes une grande sensibilité du cuir chevelu, même des cheveux ; que les veines du front et des mains soient gorgées, qu'il y ait sifflement dans les oreilles, noirceur de la vue, humeur hypochondriaque, défaut de soif ; c'est la *belladonne,* à la dose d'un grain de la fraction décillionième.

Enfin, lorsque le vertige ressemble à l'ivresse, qu'il y a pâleur de la face, anxiété, envie de pleurer, palpitations de cœur, saignemens de nez, sensibilité des yeux à la lumière, défaut d'appétit ; que les accidens n'occupent qu'un côté de la tête ; que la session aggrave le mal, tandis que le marcher le soulage, c'est le cas d'employer la *pulsatille,* deux grains de la fraction quadrillionième.

§ III. EFFETS DE LA VEILLE, DE LA DÉBAUCHE, DE L'ABUS DU VIN ET DE L'INSOMNIE.

Ce mal de tête est de pesanteur, comme si l'on était ivre. Il y a bourdonnement dans la tête, au front surtout, pâleur, abattement de la face. Le front est si lourd que l'on peut à peine tenir sa tête. On ressent du froid, des nausées, de la lassitude dans les membres, et de la mauvaise humeur. La fraction octillionième de la *noix vomique* met fin à ces accidens. Il est mieux, lorsque rien ne presse, de la prendre une ou deux heures avant de se coucher.

§ IV. EFFETS DE LA CONSTIPATION.

Le front et la nuque sont pris, le cerveau est sensible dans la marche et l'abaissement de la tête, il y a pression dans les tempes, que ne calment ni le lever ni le coucher; les yeux sont troublés, les paupières tendent sans cesse à se fermer ; on est irréfléchi, sans sommeil. Ces symptômes ne résistent point à la *noix vomique*, fraction octillionième pour les sujets robustes, décillionième pour les personnes délicates.

Lorsque la constipation est accompagnée de l'ascension du sang vers la tête, qu'il y a vertige, pression des tempes de dehors en dedans, qu'on n'ose se baisser sans crainte de voir le front se détacher, et qu'il s'y joint des saignemens de nez, alors c'est la *bryone* qu'il faut prendre, fraction quintillionième ou octillionième.

La *pulsatille* remédie au mal de tête produit par la constipation chez les femmes un peu âgées, et lorsque la douleur de tête ne se fait sentir que d'un côté, qu'elle est accompagnée de froid, de l'absence de la soif, de la tristesse, de la disposition aux larmes et d'anxiétés. Une condition rigoureuse pour l'emploi de ce remède est que la malade soit d'un caractère doux et paisible. La dose est la fraction quadrillionième.

§ V. MAL DE TÊTE NERVEUX, COMMUN CHEZ LES PERSONNES HYPOCHONDRIAQUES.

Elles éprouvent de la contraction à la racine du nez, des vertiges au plus léger mouvement de la tête, de l'étourdissement, de l'absence d'esprit momentanée : toute la tête est douloureuse ; il y a des tiraillemens à la nuque, avec raideur, le sang monte à la tête, on éprouve de l'anxiété, de l'envie de dormir, l'humeur est chagrine. Le *musc* est le correctif de cette disposition : si ce remède, dont la durée d'action est très-courte, n'enlève pas le mal, on prendra la fraction octillionième de la *noix vomique*, à laquelle il cédera.

Il arrive souvent que la suppression de la sueur donne lieu au mal de tête. Il se reconnaît à des tiraillemens et élancemens à la tête et aux tempes, avec pesanteur à la racine du nez, comme à l'approche du rhume de cerveau ; le front est nébuleux, la face est gonflée et la vue est trouble. On remédie à cet état avec la *camomille*, fraction quadrillionième. Si le remède restait sans effet, on recourrait au *soufre*, fraction décillionième.

Les maux de tête qui viennent d'un estomac dérangé, ceux qui accompagnent le rhume de cerveau, seront traités dans ces deux chapitres.

§ VI. INFLAMMATION DU CERVEAU.

Une maladie aussi périlleuse que l'inflammation du cerveau ne peut être traitée que par un homme de l'art. Si je la mentionne dans cet ouvrage, c'est pour prévenir que son ministère est indispensable, et qu'il faut l'appeler sans délai, lorsque l'on éprouvera les symptômes suivans, qui accompagnent constamment cette affection.

Chaleur à la tête, accompagnée du froid des membres. La face est rouge, brûlante, les yeux rouges, les organes des sens excités; il y a étourdissement, somnolence, délire, mouvemens convulsifs. Les enfans creusent constamment leurs oreillers avec la tête; le bruit, la lumière les met hors d'eux-mêmes; ou bien ils gisent dans un calme parfait, ayant la face rouge et gonflée. On voit battre les artères de la tête et du cou; ils remuent les lèvres comme pour parler, et cherchent autour d'eux à saisir avec les mains. Le corps entier brûle, sans qu'il y ait de soif remarquable.

Les symptômes avant-coureurs de cette maladie sont loin d'être constans; ils peuvent tout aussi bien annoncer l'approche de toute autre maladie. Les signes les plus fidèles sont : un froid subit, suivi d'une grande chaleur, d'une agitation continuelle; une douleur de tête violente avec pesanteur et tous les symptômes de l'ascension du sang vers la tête. Le progrès de l'inflammation est rapide; le malade perd bientôt connaissance, porte continuellement ses mains et ses bras à sa tête, et tombe incessamment dans un délire, tantôt calme, tantôt furieux.

Chez les enfans, la maladie s'annonce par une lassitude insurmontable. Ils deviennent chagrins, laissent tomber la tête, veulent être toujours couchés d'un côté seulement, la tête très-basse, ne répondant aux questions que tardivement, après avoir réfléchi long-temps ; à ces symptômes se joignent souvent le vomissement, beaucoup de sommeil, du délire, des mouvemens convulsifs de la face.

Le seul remède qu'il soit permis de s'administrer, en attendant l'arrivée du médecin, est l'*aconit*, à l'aide duquel on calme la chaleur, l'ascension du sang vers la tête et la fièvre. Si l'homme de l'art n'était point arrivé à la fin de l'action du médicament, et que la maladie continuât ses progrès, on trouvera au chapitre de l'ascension du sang vers la tête un remède qui répond à la majorité des symptômes ci-dessus énumérés. Un remède plus efficace encore que l'*aconit*, c'est la *belladonne*, dont on prendra un grain unique de la fraction décillionième. Qu'il soit dit une fois encore que l'indispensable nécessité peut seule autoriser à donner ou à prendre, dans cette maladie, un autre remède que l'*aconit*.

§ VII. MIGRAINE.

La migraine est un mal de tête latéral, c'est-à-dire qui n'affecte qu'un côté de la tête, souvent un point que l'on peut couvrir de l'extrémité du doigt, plus familier aux femmes qu'aux hommes.

Pour se délivrer de ce mal, dont le retour est périodique, il n'est d'autre moyen que de régler son régime sur les préceptes de la diète homœopathique, évitant surtout l'usage du café, où cette maladie trouve un germe assuré de développement. En voici les symptômes :

Le malade se plaint de ressentir sur un des côtés de la tête une douleur de tiraillement et de pression, comme si un clou y était enfoncé. Quelquefois il y éprouve une sensation de déchirement et d'écrasement. On y remédie sûrement avec un ou deux grains de *noix vomique*, fraction octillionième, que l'on peut, dans quelques cas, faire suivre de l'*ignatie* ou de la *pulsatille*; après avoir attendu quinze jours l'effet de ce dernier remède, on doit répéter la *noix vomique*, dont l'efficacité n'est pas moindre contre le mal de tête qui débute le matin au réveil, s'aggrave de plus en plus, et gagne un tel degré de violence, que le malade en perd la raison et se jette comme un furieux de côté et d'autre.

Lorsque la douleur est montée à ce haut degré, rien n'est plus propre à en calmer promptement la violence que le café cru, à la fraction millionième, même chez les personnes qui ont l'habitude de cette boisson. La répétition de ce remède, soutenue de l'observation exacte de la diète homœopathique, suffit pour délivrer complétement de cette maladie.

Cette assertion, vraie de tous points, est bien propre à démontrer le danger de cette boisson. On verra ce remède reparaître souvent dans cet ouvrage, comme correctif de beaucoup de symptômes morbifiques. Ainsi donc, s'il peut servir à la guérison de l'homme malade, il doit nécessairement rendre malade l'homme sain, chez lequel il développera les symptômes morbifiques qu'il a la propriété d'enlever. Oui, il est beaucoup de migraines qui ne doivent qu'au café leur naissance et leur continuité. J'en ai puisé la conviction dans l'expérience même. Beaucoup de mes malades ont vainement employé tous les remèdes propres à combattre cette maladie ; il leur a suffi de renoncer à cette boisson pour être délivrés à jamais d'un mal qui embrasse souvent vingt à trente ans de la carrière de l'homme. J'ajouterai que le café est beaucoup plus nuisible aux femmes, dont la vie est en général plus sédentaire, qu'aux hommes, chez lesquels l'exercice continuel modifie une partie de ses propriétés médicinales.

§ VIII. TEIGNE (1).

La teigne est une maladie du cuir chevelu, commune chez les enfans de l'âge d'un à deux ans. On la reconnaît aux signes suivans. Elle débute par une sensation de démangeaison brûlante, avec douleur extensive à certaine partie de la tête, où il ne tarde pas à paraître de petits boutons ronds et pointus, sur un fond rosé. Le sommet en est dur, le reste mou, d'un blanc jaune ; ils s'élèvent de plus en plus, se rompent et laissent échapper une humidité visqueuse, épaisse et de mauvaise odeur, qui devient la source de leur multiplication, colle les cheveux ensemble, et engendre de la vermine. On voit

____

(1) *Voyez* première observation, page 16.

bientôt se former sur la tête des croûtes épaisses, sous lesquelles l'humeur fétide se rassemble, pour se sécher et se durcir. Il n'est pas rare de trouver autour d'elles les glandes de la tête gonflées, ainsi que celles du cou et de la nuque.

Le remède spécifique de cette maladie est le *rhus toxicodendron*, à la dose de 3 ou 4 grains de la fraction octillionième; laquelle dose on peut répéter de quinze en quinze jours, jusqu'à quatre ou cinq fois.

Il en est de même de la *dulcamara*, qui convient spécialement lorsque l'enfant joint à l'affection de la tête le gonflement des glandes du cou, de la nuque et de toute autre région du corps, une grande pâleur de la face et une extrême mollesse des chairs. La dose sera, comme pour le *rhus*, 3 ou 4 grains de la fraction octillionième (1).

§ IX. ENFLURE DE LA JOUE, DES GLANDES DE L'OREILLE, ET DE CELLES DU COU.

Le gonflement des joues est le plus souvent produit par les maux de dents, et cède ordinairement aux remèdes qui sont indiqués au chapitre de la douleur de ces organes, qui sont : la *camomille*, le *mercure*, la *pulsatille* et *l'arnica*.

---

(1) Si la maladie récidivait, ce serait une preuve qu'elle est cependant entretenue par un vice interne de nature psorique, qui ne cédera qu'à un traitement antipsorique profond, dont le soufre, le lycopodium et le graphite feront tous les frais.

Cependant il arrive encore assez fréquemment que les remèdes n'enlèvent que la douleur, laissant le gonflement de la joue subsister. C'est alors le cas de donner au malade l'antidote du remède qu'il a pris, c'est-à-dire la *pulsatille*, s'il a pris le mercure, ou ce dernier, s'il a pris la pulsatille ; la *camomille*, s'il a pris la pulsatille, ou bien le premier, si c'est le dernier remède qui a été administré.

Le *mercure* est spécialement indiqué lorsque la salivation est abondante, que la douleur est déchirante, et la peau, sur la tumeur, d'un brillant de rose, comme dans l'érysipèle.

Lorsque la douleur de dents est apaisée, et que l'enflure reste stationnaire, avec beaucoup de raideur et de dureté, l'*arnica* est ordinairement très-efficace, à la dose de la fraction billionième.

On n'est pas toujours assez heureux pour résoudre la tumeur, soit que l'inflammation soit trop vive, que les secours arrivent trop tard, ou qu'enfin la maladie ait été mal traitée. Toujours n'y a-t-il rien de mieux à faire que de la livrer à l'action homœopathique du remède, qui favorisera, beaucoup mieux que les emplâtres et les cataplasmes, la formation du pus et l'ouverture de la tumeur, sur laquelle il ne faut pas porter l'instrument. On procure du soulagement au malade par l'application de la graine de lin à l'extérieur, et à l'intérieur lorsque l'abcès se forme au dedans de la joue ou sur les gencives, en tenant sur les parties souffrantes des lambeaux de figues bouillies dans du lait.

L'ouverture interne de la tumeur ne demande aucun autre soin que de se laver la bouche avec du lait ; l'externe, un simple bandage, pour empêcher l'introduction de l'air atmosphérique, et un peu de charpie graissée de beurre non salé, que l'on renouvelle matin et soir.

Les glandes de l'oreille et du dessous du menton se gonflent quelquefois, à la suite des maux de dents, d'un refroidissement, ou de quelque autre influence nuisible de la température de l'air. Communément la disparition des maux de dents est suivie de celle du gonflement des glandes. Lorsqu'il résulte d'une cause qui a exercé une action immédiate sur ces organes, il est urgent d'y apporter un remède prompt, si l'on veut prévenir leur suppuration, ou, ce qui est pire, leur induration.

Le mercure, *mercurius vivus*, est souverain alors, à une dose infiniment petite. Le remède est-il resté sans efficacité, ou bien le gonflement ne s'est-il dissipé qu'en partie, il faut renouveler le remède à une dose plus faible encore. Mais si les douleurs ont cessé, ou qu'ayant changé de nature, elles produisent des battemens, au lieu d'élancemens et de distension, c'est le cas d'employer le foie de soufre, *hepar sulphur. calcar.*, à la fraction billionième.

Il se peut que les glandes de la nuque, des mâchoires et du cou aient résisté aux remèdes qui semblent le mieux convenir à leur traitement, en raison de la dureté qu'elles ont contractée, semblable à celle de la pierre. La *dulcamara* offre une ressource presque certaine contre cette opiniâtreté, à la dose de 2 ou 3 grains de la fraction octillionième, qu'on laisse agir pendant quatorze jours, après lesquels on la renouvelle, si la maladie n'est pas enlevée entièrement.

J'ai conseillé plus haut le *mercure*, comme premier remède dans cette affection, et de le renouveler en cas de non-succès. Je dis ici qu'on fera bien, avant de le réitérer, d'administrer la *dulcamara*, puis de passer à la seconde dose mercurielle. Cette pratique a toujours eu entre mes mains le succès le plus heureux. La dose du mercure est la fraction millionième.

§ X. INFLAMMATION DES YEUX.

L'ophthalmie est une maladie trop peu simple pour en confier le traitement à d'autres qu'à l'homme de l'art. Les causes multiples qui peuvent la faire naître, la variété des constitutions, l'âge du malade, apportent à cette affection trop de modifications, pour qu'il ne soit pas plus nuisible qu'utile aux laïcs de la traiter eux-mêmes. Il n'est que quelques cas très-simples de l'inflammation des yeux que j'exposerai, du traitement desquels, en l'absence du médecin, on puisse se charger ; ce sont : l'ophthalmie des enfans nouvellement nés, celle qui est causée par un corps étranger introduit dans l'œil, et l'ophthalmie catarrhale.

§ XI. OPHTHALMIE DES NOUVEAU-NÉS.

Le peu d'attention que souvent on donne à ne point exposer les yeux de l'enfant nouvellement né à la lumière, soit du jour, soit de celle qui la remplace, est la cause la plus ordinaire de cette maladie. L'enfant nouveau-né ressemble à l'aveugle que l'on vient d'opérer de la cataracte; l'un et l'autre passent subitement des ténèbres les plus profondes à la clarté du jour, transition qui demande la gradation la plus mesurée. La maladie s'annonce par l'horreur que l'enfant montre pour la lumière, la rougeur et le gonflement des paupières, et l'excrétion d'une matière épaisse, visqueuse, ressemblant à du pus, qui tient les paupières collées.

L'*aconit* en est le remède spécifique, à la dose de 2 grains de la fraction billionième. S'il était insuffisant, on recourrait, au bout de vingt-quatre à quarante-huit heures, au *soufre*, dont la fraction décillionième opérerait la guérison. Le *calcarea carbonica* enlève le reste de la maladie, si le soufre l'a incomplétement guérie.

J'invite le lecteur à ne point oublier qu'il est question ici du sens le plus important, et que toute négligence peut condamner l'enfant à la cécité. Le ministère d'un médecin me paraît indispensable.

§ XII. INTRODUCTION D'UN CORPS ÉTRANGER DANS L'ŒIL.

Cet accident peut léser grièvement l'œil. On y apportera donc un secours prompt, pour éviter toute suite fâcheuse. C'est avec beaucoup de précaution qu'on retirera les corps un peu gros. Quant aux petits, qu'on ne pourrait extraire qu'en provoquant une irritation vive, il faut laisser quelques heures l'œil en repos, le laver avec de l'eau fraîche, le couvrir d'un bandage, et administrer à l'instant l'*aconit*, à la dose de deux ou trois grains de la fraction octillionième. Il est rare que l'œil ne soit pas délivré au bout de quelques heures. Si cela n'arrivait pas, il faudrait renouveler le remède, et, le lendemain, donner la fraction décillionième du *soufre*.

Le grain d'orge est une inflammation des glandes de la paupière à laquelle sont très-sujettes les personnes scrofuleuses. On la maîtrise facilement avec la *pulsatille*, à la dose de 2 grains de la fraction quadrillionième. Le même remède en prévient le retour, en l'administrant à des intervalles toujours plus éloignés, c'est-à-dire, d'abord, de seize jours, puis de trois semaines.

Lorsque cette maladie est accompagnée d'un catarrhe nasal opiniâtre, de gonflement, de rougeur des paupières, et d'ulcération des narines, c'est à l'*or* qu'il faut donner la préférence, à la dose de 2 grains de la fraction billionième.

Néanmoins, il n'est pas rare de voir ces deux remèdes demeurer sans efficacité. Un coup d'œil attentif fera reconnaître la présence d'un vice interne, source de cet accident : il est presque toujours de nature scrofuleuse, et demande un traitement qui lui soit propre. De tous les remèdes qu'il réclame, le *soufre* est toujours le plus efficace. Des orgeolets, qui avaient résisté à la *pulsatille* et à l'*or*, ont cédé à l'usage du soufre.

§ XIII. OPHTHALMIE CATARRHALE.

On la reconnaît à la rougeur des paupières et quelquefois du globe de l'œil, plus marquée vers les angles : il y a sensation de brûlure, et compression comme par la présence d'un grain de sable, horreur de la lumière et larmoiement ; à ces symptômes se joignent souvent un catarrhe, avec ou sans fièvre, et une toux sèche continuelle.

Il est bon de commencer le traitement avec l'*aconit*, si puissant contre l'inflammation, à la dose de deux grains de la fraction octillionième, puis d'administrer, trente-six heures après, la *noix vomique*, fraction octillionième, comme le spécifique le plus efficace dans les affections de cette espèce.

Lorsque les symptômes ci-dessus énumérés sont très-intenses, et que le globe de l'œil est comme injecté, qu'il s'y joint un violent rhume de cerveau qui blesse les narines et fait éclore, sur les ailes du nez, les lèvres et leur commissure, de petits boutons enflammés, et que la toux revient périodiquement, avec une sorte de suffocation et de sifflement, c'est la *belladonne*, et non la *noix vomique*, qu'il faut faire succéder à l'*aconit*.

Si l'inflammation catarrhale résistait à ce traitement, il resterait encore un troisième remède, dont la vertu a quelque chose de miraculeux dans ces sortes d'affections ; c'est l'*euphraise*, si connue des anciens, et surnommée par eux *la consolation des yeux*. On y recourrait donc à défaut d'efficacité des deux premiers remèdes. Elle est surtout indiquée lorsque le larmoiement est très-abondant, que la partie blanche de l'œil est gorgée de sang, que le mal de tête et le catarrhe nasal, montés à un haut degré, redoublent le soir, avec développement d'un accès de fièvre. La dose est de deux grains, humectés de la goutte pure de ce remède.

Les fréquentes récidives de cette maladie doivent faire soupçonner la présence d'un vice dans le sang, toujours prêt à se développer sous l'influence des vicissitudes de l'atmosphère, auxquelles les personnes qui en sont atteintes sont très-impressionnables. Cette susceptibilité des yeux et de la membrane pituitaire ne peut être détruite que par un traitement prolongé, dirigé contre ce vice, et par un homme de l'art.

<h3 align="center">§ XIV. CROUTES DE LAIT.</h3>

C'est spécialement au sein de la nourrice que cette maladie attaque les enfans; les joues en sont le premier siége. Elles s'échauffent et rougissent, puis se tendent, se gonflent et deviennent brillantes. La démangeaison qui s'y établit, jette l'enfant dans l'agitation, il se gratte et se frotte contre les objets qui l'entourent. Enfin l'éruption éclate, elle se compose de petites vessies qui se remplissent d'une lymphe jaunâtre et transparente, et ne tardent pas à s'ouvrir. La figure de l'enfant ne forme bientôt plus qu'une croûte qui le rend hideux. Si l'on n'y apporte un remède prompt, les yeux ne tardent pas à se prendre et à s'enflammer.

Si l'agitation de l'enfant est grande, la rougeur vive, s'il cherche continuellement à se gratter, il faut commencer le traitement avec l'*aconit* pour dissiper ou calmer au moins l'inflammation, et le faire suivre, au bout de trente-six à quarante-huit heures, de la teinture de *fleurs de pensée* qui, dans l'espace de quatorze jours, enlèvera la maladie. Son premier effet est de tempérer la chaleur brûlante et la démangeaison nocturne, de tous les symptômes, les plus fatigans. Lorsque ce remède laisse encore subsister quelque chose de la maladie, elle ne résistera point à la fraction décillionième du soufre, dose de deux grains. Cependant, avant d'employer ce dernier remède, il convient de prendre le conseil d'un médecin.

§ XV. SURDITÉ.

Il y a deux sortes de surdités : l'une, qui n'est qu'un symptôme accessoire d'une autre maladie; l'autre, qui existe par elle-même, comme maladie essentielle. La première disparaît avec la maladie qui s'en accompagnait; la seconde est celle dont je vais décrire les espèces. Les enfans y sont plus sujets que les adultes. C'est toujours un refroidissement, une transpiration supprimée, qui y donne lieu.

Une douleur déchirante dans l'oreille et la joue du même côté, des élancemens dans le conduit auditif profond, avec sensation de froid au fond de l'oreille, chaleur brûlante au cartilage de l'oreille externe, sont du ressort du *mercure*, fraction quadrillionième.

Lorsqu'on est doué d'une sensibilité nerveuse qui

s'exalte aux plus légères impressions fugitives, on est prochainement disposé à la surdité, qui s'exprime par une pression, des élancemens au dedans et même derrière l'oreille; on y ressent des tiraillemens, de la chaleur, on ne peut soutenir les sons aigus, retentissans. L'*arnica*, fraction billionième, est le remède de cette espèce de surdité.

La suppression de la transpiration cause souvent une surdité momentanée, que l'on reconnaît aux signes suivans : tiraillemens aux oreilles, tant à l'intérieur qu'à l'extérieur; de temps à autre, un élancement dans le fond de l'oreille, sécheresse dans son intérieur par défaut du *cérumen*, qui ne s'y sécrète pas. Le malade est impatient, de mauvaise humeur, prêt à quereller pour des bagatelles. On y remédie avec la *camomille*, fraction quadrillionième.

Une dernière espèce de surdité accompagne ordinairement la fluxion d'oreille dans laquelle toutes les parties extérieures de cet organe sont rouges et enflammées. On ressent, dans son intérieur, des élancemens; il semble au malade que quelque chose fasse effort pour en sortir. La face du même côté est affectée douloureusement. Il y a insomnie, frissons, disposition aux larmes et exaltation de la sensibilité. Aucun remède ne convient mieux dans ce cas que la *pulsatille*, fraction quadrillionième.

Il faut éviter soigneusement toute application médicinale extérieure, et bien se garder de remplir l'oreille avec du coton.

Je dérogerai néanmoins à ce dernier précepte, en

conseillant de placer autour de l'oreille des enfans atteints de semblables fluxions, un fil soufré, et de l'y
laisser jusqu'à la disparition complète de la surdité.
Le peuple, qui ne lira point cet ouvrage, est en possession de cette pratique, dont il se trouve bien. Bien
qu'appliqué extérieurement, ce moyen n'est pas moins
homœopathique ; il prouve clairement l'activité infinie
d'un remède choisi en rapport avec la maladie.

§ XVI. HÉMORRHAGIE NASALE.

Une perte de sang modérée par cet organe est
peu importante ; mais une forte hémorrhagie exige de
prompts secours, lorsqu'elle a lieu chez les personnes
faibles, les enfans et les jeunes filles.

On emploie l'*aconit*, à la dose de deux grains de la
fraction octillionième, lorsque l'hémorrhagie reconnaît
pour cause l'exaltation du système sanguin, signalée
par la plénitude et l'accélération du pouls, et l'ascension du sang vers la tête.

Lorsque l'hémorrhagie nasale est accompagnée de four-
millemens dans le front et le nez, comme par la présence
d'un insecte, que le nez est chaud, le sang liquide et
d'un rouge clair, surtout chez un homme, c'est l'*arnica*,
fraction billionième.

Chez les femmes, au contraire, déjà réglées, mais
dont la menstruation est faible et de courte durée, c'est
la *pulsatille*, fraction sextillionième, qui convient, surtout lorsqu'elles sont d'un caractère doux et tranquille.

Mais quel que soit le sexe, s'il y a de l'irritation, de

l'hypochondrie, de l'hystérie, qu'il y a de la fermentation dans le système sanguin, une chaleur générale, et si le sang qui s'échappe est noir et épais, on emploiera le *safran*, à la dose de deux grains de la fraction millionième.

Remarque-t-on que le sang se coagule aussitôt après sa sortie, chez les enfans et les personnes disposées à l'inflammation, le *mercure*, fraction quadrillionième, est le remède par excellence.

On fera bien d'administrer deux grains de *quinquina*, fraction octillionième, vingt-quatre heures après la cessation de l'hémorrhagie, pour en prévenir le retour.

§ XVII. CATARRHE NASAL.

Le catarrhe nasal, vulgairement appelé *rhume de cerveau*, présente diverses modifications. Le plus ordinaire est celui qui est accompagné des symptômes suivans :

Fermeture des narines, avec grande sécheresse de la bouche, chaleur à la face, le soir, rougeur brûlante des joues, démangeaison dans l'intérieur du nez, où l'on éprouve une grande sensibilité ; la nuit le nez est sec, humide et coulant pendant le jour ; la tête est prise et chaude, le corps entier est courbaturé, l'humeur chagrine et colère. La *noix vomique* en est le spécifique, à la dose décillionième pour les enfans, octillionième chez les adultes.

Mais lorsqu'il y a chatouillement dans le nez, comme si l'on avait pris du tabac très-fin, qu'on éternue souvent, qu'il y a perte de l'odorat, mouchement de sang et de flegme fétide; que les narines sont ulcérées et douloureuses, que les yeux sont sensibles à la lumière, avec accompagnement de compression à la tête, de sommeil agité, de raucité de la voix, de frissons le soir, d'une mélancolie tranquille et disposée aux larmes, c'est la *pulsatille* qui convient, fraction quadrillionième pour les adultes, sextillionième pour les enfans.

Une troisième espèce est celle où l'on trouve réunis, à l'écoulement glaireux, avec ulcération des narines, la gerçure enflammée des lèvres, la somnolence, la pesanteur extrême de la tête, avec une sorte d'hébétement, de la rougeur sur une joue, de la pâleur sur l'autre, du frisson et une grande soif. La *camomille* est ici le remède par excellence, fraction quadrillionième.

Cette dernière espèce de catarrhe nasal est familière aux enfans, et très-souvent la suite d'une sueur rentrée, autrement dit refroidissement du corps humide de sueur; il règne dans toutes les saisons et se rencontre à chaque instant.

Les enfans à la mamelle sont sujets à un catarrhe sec des narines qui leur ôte la respiration quand ils veulent téter, les agite et les fait crier. Il est toujours la suite d'un refroidissement qui a supprimé ou suspendu l'écoulement naturel des humidités du nez.

On y remédie par une onction graisseuse ou huileuse sur le dos du nez, et les vapeurs du lait chaud dirigées vers les narines. Si cela ne suffit pas, on introduira dans les narines un peu d'huile fine, avec un pinceau ou une barbe de plume, pour les humecter et suppléer au défaut du mucus qui manque à ces parties. En cas d'insuffisance de ces moyens, ou recourra à la noix vomique, dont la dose sera d'un grain unique de la fraction décillionième.

Assez fréquemment la fièvre se joint aux symptômes ci-dessus énoncés. Elle se compose d'alternation de froid et de chaud, remarquable surtout le soir. Alors on ressent une fatigue, une courbature générale, une chaleur brûlante à la peau; la face est gonflée et l'envie de dormir continuelle. Ce surcroît de symptômes ne change rien au traitement, si ce n'est qu'on emploiera la fraction octillionième de la *noix vomique*, au lieu de la décillionième, trop faible pour dompter la fièvre.

Il est cependant un cas de catarrhe nasal fébrile où le mercure est indispensable. C'est celui qui se caractérise par des douleurs rhumatismales, avec tiraillement dans tous les membres, jointes à l'écoulement des narines et à leur ulcération, tant à l'extérieur qu'à l'intérieur. Sa dose est la fraction quadrillionième.

S'il arrivait que tous les symptômes disparussent, à l'exception de la douleur des narines avec écoulement de matières purulentes, on ne balancerait pas, après avoir usé des médicamens nommés, à administrer l'*or*, la fraction millionième. Il est spécifique contre les accidens de cette nature.

§ XVIII. DENTITION DES ENFANS.

La dentition ne s'opère point chez les enfans sans quelque difficulté. Elle est souvent la source d'accidens auxquels le médecin seul peut remédier. Voici quelques conseils pour les cas les plus légers des maladies provoquées par cette fonction.

Au premier mouvement de la dentition, le bord de la mâchoire s'élargit, devient anguleux et chatouille. La bouche s'échauffe, les gencives blanchissent, et laissent voir en transparence la dent qui va sortir. L'enfant est inquiet; il a de la chaleur, la nuit surtout; il rougit et pâlit tour à tour, porte sans cesse la main à la bouche, se frotte et se laisse volontiers frotter la gencive; il mord le mamelon, et le quitte souvent, ne pouvant téter. Cet état dure quelques semaines, d'une manière plus ou moins vive. On voit la gencive se gonfler de plus en plus, la chaleur et la douleur augmentent, deviennent souvent très-fortes, et la salivation plus abondante.

Il n'y a rien à faire dans cet état, qui est celui de la nature, à moins que l'irritation ne soit portée à un degré tel qu'il fasse craindre de graves accidens. On se contente d'administrer le *café*, lorsque l'enfant, hors de lui-même, ne peut ni se tranquilliser, ni trouver le sommeil. La dose est de deux grains de la fraction millionième. Mais si la mère et l'enfant usent chaque jour de cette boisson, ce qui n'est que trop commun, on administrera l'*aconit* ou la *camomille*. Si la constipation se joint à cet état, la *noix vomique* est indispensable, à la fraction décillionième. La disposition contraire ne demande aucune attention, à moins que le dévoiement ne soit trop violent.

On voit souvent se joindre à la dentition une toux sèche, comme dans la coqueluche. On y remédie avec

la *camomille*, deux grains de la fraction quadrillionième,
qui, restant sans efficacité, sera suivie de la *belladonne*.
Ce dernier remède convient surtout lorsque l'enfant a
passé plusieurs nuits dans l'agitation, tourmenté par
une chalenr brûlante générale, et qu'il demande souvent à boire. Il est également indispensable, lorsqu'on
voit sa peau rougir, ses membres trembler, sa poitrine
s'oppresser. Cet état est l'avant-coureur des convulsions,
que la *belladonne* prévient, et que la fève de saint *Ignace*
maîtrise parfaitement, lorsquon n'a pu les prévenir.
Sa dose est un grain de la fraction décillionième, répétée tous les quarts d'heure, et donnée plus rarement
lorsque le relâche se manifeste.

§ XIX. DOULEURS DES DENTS (1).

Lorsque la douleur vient de dents creuses, on y
éprouve un rongement, du tiraillement, du déchirement même; la gencive se gonfle, il semble que la dent
s'allonge et s'ébranle. Les douleurs reviennent par accès, la nuit surtout ; elles ôtent le sommeil, et souvent la
joue finit par se gonfler. La fraction quadrillionième de
camomille est alors très-efficace.

Lorsque les douleurs deviennent insupportables, il
faut recourir au magnétisme animal. Il suffit d'appliquer
le pouce sur la joue, vis-à-vis de la dent douloureuse, ou

---

(1) *Voyez* Boenninghausen, *Sur le traitement homœopathique dés
maux de dents* (Archives de la médecine homœopathique, 1835,
t. III, page 402).

sur la dent elle-même. Si cette application augmente la douleur, le soulagement est aussi prompt que certain.

Si l'on n'a pas l'habitude du *café*, une goutte de la fraction millionième procure le même soulagement, lorsque le malade hors de lui-même tremble et pleure.

La baguette aimantée est aussi d'un grand secours contre les maux de dents.

Son pôle nord convient, lorsqu'il y a de la pression, des battemens dans la dent creuse, de la brûlure dans la gencive, de l'enflure et de la rougeur à la face, de l'augmentation de la douleur par le boire et le manger, tandis qu'elle se calme par la marche.

Il est une autre espèce de douleur, où toutes les dents creuses semblent être affectées à la fois; les gencives gonflées sont douloureuses au toucher, l'os de la mâchoire fait ressentir tantôt des pincemens, tantôt des déchiremens, tantôt des élancemens brûlans; et l'on ne saurait respirer sans éprouver de la douleur aux dents incisives qui sont saines. Cet état est également du ressort du *magnétisme animal, pôle nord.*

Mais lorsque la douleur s'étend de la dent creuse aux dents voisines, lorsque cette douleur commence la nuit, et produit des élancemens dans les oreilles, ainsi que dans les dents, et qu'il s'y joint du gonflement des gencives et de la salivation, avec la sensation de l'ébranlement des dents, alors c'est le mercure qui convient, à la fraction quadrillionième.

Les maux de dents qui viennent de refroidissement, produisent élancement, fouillement, battement dans les dents, qui paraissent toutes être trop longues. La douleur s'étend le long de la mâchoire jusqu'aux yeux, aux oreilles et aux tempes. On ne saurait dire quelle dent souffre. Il y a gonflement de la gencive et de la joue, qui s'échauffe et rougit. On reconnaît que cet état est l'effet d'un refroidissement, à un sentiment de faiblesse générale, de courbature des membres et des articulations.

Les glandes sous le menton deviennent douloureuses et se gonflent; le malade est chagrin, colère et disposé aux larmes. La *camomille*, fraction quadrillionième, est le spécifique de ces accidens.

Le *rhus toxicodendron* n'a pas moins d'efficacité, lorsqu'on éprouve une douleur semblable à celle de l'extraction d'une dent, qu'il y a déchirement dans les deux mâchoires qui monte jusqu'aux os de la tempe, et qu'il semble que toutes les dents sont creuses et reçoivent de l'air, avec gonflement des gencives. La dose est la fraction octillionième pour les adultes, le décillion pour les enfans.

Il est des maux de dents qui sont causés par l'ascension du sang vers la tête; on les reconnaît à des pulsations, des saccades et des déchiremens; l'eau froide les aggrave, ainsi que la chaleur du lit et de l'appartement; il semble au malade que les dents soient poussées hors de leurs alvéoles.

La *pulsatille* en est le remède, fraction quadrillionième pour les adultes, décillionième pour les enfans.

La douleur que l'air froid seul fait naître lorsqu'il y a ascension du sang vers la tête intérieure, qui ébranle

la dent et y cause un bourdonnement et la sensation de
la disposition de la dent à tomber, lorsque l'on mâche,
avec déchirement dans la gencive, est du ressort de la
jusquiame, fraction trillionième; tandis que celle qui
est sourde et se rapporte à une dent creuse, d'où elle
se répand sur les autres dents, la mâchoire et tous les
os de la face d'un seul côté, qui de plus s'apaise par la
chaleur, ne s'aggrave pas à l'impression de l'air froid,
mais à celle des boissons froides, cède ordinairement à
la *noix vomique*, fraction décillionième. Ce remède est
d'autant mieux indiqué, que la douleur débute ou s'aggrave le matin au lever, ou lorsqu'on est encore au lit,
à l'ouverture de la bouche en plein air, et par la contention d'esprit qu'exige la lecture ou tout autre travail
de tête.

§ XX. APHTHES.

Les aphthes sont de petits ulcères blancs et ronds dont
se couvrent l'intérieur de bouche et la langue elle-même.
A leur naissance, ils sont isolés et finissent presque toujours par se réunir. Cette affection est très-commune
chez les enfans, elle les agite et les empêche de prendre
le sein.

Elle doit le plus souvent son origine à la malpropreté
des instrumens de succion par lesquels on remplace
l'allaitement. Il n'est point de temps à perdre pour la
guérison de cette maladie, qui se communique au mamelon de la nourrice. C'est le perdre vraiment que de s'a-
muser à nettoyer la bouche de l'enfant avec le miel rosat

qui est chargé de borax, remède favori de toutes les sages-femmes.

Il faut recourir de suite à l'*acide sulfurique*, fraction décillionième, dose de deux grains. On le remplace par le *mercure*, lorsqu'il est inefficace. Mais de tous les remèdes propres à la guérison de cette maladie, le plus sûr est le *borax*, à la dose d'un grain de la fraction quadrillionième, qui enlève la maladie dans l'espace de deux ou trois jours.

§ XXI. PUANTEUR DE LA BOUCHE.

Cette odeur fétide de la bouche vient d'une sorte d'inflammation putride de toutes les parties internes de la bouche, dans laquelle les gencives, la langue et le palais sont affectés d'un gonflement douloureux, avec rougeur, chaleur brûlante et émanation d'une odeur de pourriture dont la salive est chargée. Les gencives prennent la mollesse d'une éponge, s'éloignent des dents et se couvrent de petits ulcères sales, source de cette odeur infecte. Il n'est pas rare que l'enflure des glandes accompagne cette maladie, à laquelle on remédie d'une manière aussi sûre que prompte avec le *mercure soluble*, à la fraction quadrillionième, que l'on peut répéter jusqu'à trois fois dans un jour. S'il arrivait, après quatre jours de l'administration de ce remède, qu'il restât quelque chose de la maladie, la fraction décillionième du *soufre* en ferait raison.

§ XXII. ESQUINANCIE OU MAL DE GORGE.

Ce qu'on nomme vulgairement mal de gorge est une inflammation de cette partie de la bouche, le plus souvent assez légère pour n'exiger aucun remède. D'autres fois cette maladie acquiert promptement un degré de gravité qui réclame les secours les plus prompts. C'est surtout chez les enfans qu'il ne faut pas la négliger, eu égard à leur irritabilité excessive, et pour les préserver des récidives auxquelles ils sont exposés au plus léger refroidissement, lorsque cette maladie a été une première fois incomplétement guérie. Cet inconvénient n'est pas le seul qui suive les guérisons imparfaites; il en résulte fréquemment un gonflement chronique des amygdales, et un prolongement de la luette, tous accidens qu'on ne fait disparaître que par un traitement long et radical.

L'esquinancie qui s'accompagne de la sécheresse de la gorge, avec soif, de la difficulté d'avaler, avec sensation d'un corps étranger au gosier, que l'on veut sans cesse avaler sans qu'on puisse y parvenir, du gonflement des glandes de la mâchoire inférieure, où l'on ressent des douleurs pulsatives, accompagnées de fièvre vers le soir, d'alternative de froid et de chaud et d'une humeur très-chagrine; cette espèce, dis-je, cède ordinairement à la fraction quadrillionième de la *camomille*, pour les adultes. On se contentera de la faire flairer aux enfans.

Lorsqu'à tous ces symptômes, se joint ce signe spécial, de sentir, lors de la déglutition, la présence d'un

peloton dans la gorge, avec gonflement, et que la déglutition y fait éprouver une sensation de blessure, c'est
le cas de donner la quadrillionième fraction de l'*ignatia*.

Il est une espèce de mal de gorge, dans lequel la
bouche se remplit de salive, où la déglutition est gênée
par une sensation brûlante dans le cou; la gorge semble
s'être rétrécie, avec douleur lancinante, qui s'étend jusqu'à l'oreille; les amygdales sont gonflées et élancent
pendant la déglutition; on a du mauvais goût à la bouche, la partie postérieure de la langue est gonflée, ainsi
que les gencives; il s'y joint une fièvre catarrhale, avec
alternatives de froid et de chaud vers le soir. Cette
espèce est du ressort du *mercure soluble*, fraction quadrillionième.

Mais lorsque la gorge est comme blessée, que le gosier est sec, qu'il y a douleur tranchante dans le cou,
qu'on ne peut avaler sans éprouver des élancemens, que
les glandes du cou sont tuméfiées, sensibles au toucher,
et semblent gêner la déglutition; s'il s'y joint un sentiment de froid général qui augmente le soir, suivi de
chaleur, sans que le sommeil soit troublé, et qu'il y ait
absence de soif, alors la *pulsatille* convient, fraction
quadrillionième pour les adultes, sextillionième pour les
enfans.

Enfin le mal de gorge dans lequel on ressent un sentiment de ligature au gosier, avec gonflement du cou, où
les amygdales sont gonflées au point de toucher à la
luette, avec une rougeur vive, impossibilité de la déglutition et de la parole, plus une chaleur brûlante gé-

nérale et une soif inextinguible ; cette espèce cède,
comme par miracle, à la *belladonne*, fraction décillionième, qu'il faut faire suivre le lendemain d'une dose
millionième de *mercure*, qu'on fera bien de répéter au
bout de vingt-quatre heures.

§ XXIII. APOPLEXIE.

L'apoplexie est la perte subite du sentiment et du
mouvement, pendant laquelle la circulation du sang
n'est point interrompue, mais la respiration est gênée et
ronflante. On la nomme incomplète, lorsque le sentiment et le mouvement ne sont pas tout-à-fait suspendus.
On la distingue en apoplexie sanguine, apoplexie séreuse, apoplexie nerveuse, suivant qu'elle est causée,
ou par le sang, ou par des sérosités amassées dans le
cerveau, ou bien qu'elle est née d'un désaccord purement dynamique de cet organe.

On conçoit facilement que l'homme de l'art seul peut
reconnaître les espèces différentes de cette maladie, et
y appliquer les remèdes. Lorsque tout ici est obscurité
pour le médecin lui-même, les laïcs ne doivent point y
voir clair. Cependant la maladie, pour l'ordinaire,
frappe subitement, et, comme elle peut être mortelle
en quelques heures, avant que le médecin arrive, il
importe de savoir ce qu'il faut faire pour conjurer le
premier danger.

Sont disposées à l'apoplexie sanguine, les personnes
d'une constitution robuste, riches en sang, qui ont la

tête grosse et le cou épais et très-court. C'est entre quarante et soixante ans qu'elle frappe ordinairement. Les hommes y sont plus disposés que les femmes.

Lorsque cette prédisposition constitutionnelle est mise en action par ce que nous appelons les causes occasionelles, qui sont celles qui peuvent gêner la circulation du sang, le porter vers la tête, et embarrasser son retour de la tête vers les autres parties inférieures du corps, l'apoplexie est imminente.

Les personnes douées de cette constitution doivent éviter soigneusement la compression que les vêtemens peuvent exercer sur la surface du corps, spécialement au cou et sur le ventre. Entraînées par un appétit habituellement très-vif, chargées d'un ventre plus ou moins épais, l'excès des plaisirs de la table leur est funeste. Leur boisson devrait être toujours de l'eau pure; le vin, qui participe des propriétés de l'opium, ne peut que favoriser l'engorgement des vaisseaux du cerveau, et leur rupture.

Lors donc que, sous l'influence des causes de l'apoplexie sanguine ci-dessus énumérées, des personnes en seront atteintes, on leur administrera incontinent l'*aconit*, après les avoir débarrassées de tous leurs vêtemens. On les tiendra assises, et leurs membres refroidis seront frottés avec des étoffes laineuses, pour y rappeler la chaleur et ranimer la circulation du sang.

Il n'est pas rare que l'apoplexie frappe pendant ou immédiatement après le repas, et que la nature cherche à se soulager par le vomissement; dans ce cas on doit le favoriser par la boisson de l'eau tiède et quelques cuillerées de café noir très-fort. Ces évacuations accomplies, on administre l'*aconit*, si le pouls est plein et fort et la face très-colorée : le médecin seul peut faire le reste. Cependant, en son absence, ou dans l'impossibilité de l'obtenir, pour ne pas laisser le malade sans secours, on lui administrera l'*arnica*, fraction billionième, à la dose de quelques grains.

On verra au chapitre des lésions mécaniques ce remède spécialement recommandé. Eh bien, ici, il y a contusion ou rupture des vaisseaux sanguins dans le cerveau, comme l'ont démontré les ouvertures des cadavres des personnes qui sont mortes de cette maladie. Ce remède sera répété au bout de deux ou trois jours.

La seconde espèce d'apoplexie est celle qui attaque les personnes faibles, très-irritables, qui souffrent d'affections nerveuses chroniques, qui ont été épuisées par de longues maladies, le défaut d'alimens, et que la vieillesse accable. C'est rarement le sang qui rompt les vaisseaux, mais bien une humeur séreuse qui s'échappe des siens et s'épanche sur le cerveau qu'elle comprime.

Le traitement commencera par l'*arnica*, que l'on fera suivre de l'*ipécacuanha*. Ce dernier remède sera répété toutes les trois heures, et jusqu'à quatre fois; on lui fera succéder la *digitale* et le *mercure*. La dose de l'*arnica* est la billionième fraction, celle de l'*ipécacuanha* la millionième. La dose de la *digitale* est la quadrillionième fraction, et celle du *mercure* la dix millième. On ne donnera ce dernier remède qu'après avoir laissé la *digitale* agir pendant deux ou trois jours.

Je ne dirai rien de l'apoplexie nerveuse, dont le diagnostic est trop au dessus des connaissances ordinaires des laïcs.

CHAPITRE II.

MALADIES DU VENTRE ET DES ORGANES QU'IL RENFERME.

---

§ I. FAIM CANINE.

La faim canine est un appétit immodéré, porté au point que si, on ne le satisfait, la défaillance peut s'ensuivre. On ne peut l'attribuer qu'à un désaccord des nerfs de l'estomac. Elle peut devoir son existence à des causes plus sensibles, étant rarement un symptôme isolé, sans liaison avec d'autres signes morbifiques, comme le soda, la nausée, le vomissement, la constipation. Cette maladie trouve son remède dans la *noix vomique* ou le *veratrum* (*ellébore*), décillionième fraction pour le premier remède, quadrillionième pour le second.

§ II. TROUBLE DE L'ESTOMAC.

Le dérangement de l'estomac et le dévoiement sont deux indispositions qui vont presque toujours de pair, et la dernière est souvent une suite de la première. Le lecteur fera donc bien de consulter ensemble ces deux chapitres pour y trouver le tableau complet de ces deux maladies et le remède qui leur convient.

Lorsqu'un état d'exaltation du système nerveux, l'insomnie, les travaux intellectuels, souvent cause de l'ascension du sang vers la poitrine et la tête, des coups à l'estomac, ou un effort qui a provoqué de la douleur et un craquement de l'épine du dos, ont produit le dérangement de l'estomac, le malade éprouve les symptômes suivans :

Vertige ; la tête est prise, principalement au dessus des orbites, on y éprouve de la chaleur et de l'étourdissement ; la langue est sèche, le goût acide amer, on ne désire que les alimens ou boissons aigres, la langue est couverte d'un enduit jaunâtre ; il y a des renvois, de la plénitude au creux de l'estomac, de la nausée, des envies de vomir ; des flatuosités, de la colique, du ballonnement du ventre, malaise, lassitude, pesanteur des membres, une chaleur incommode ; les genoux fléchissent ; le sommeil est agité, on se réveille souvent en sursaut, les rêves sont pleins d'angoisses. On oppose à cet état l'*arnica*, fraction billionième. La *noix vomique* et la *camomille* peuvent aussi y remédier ; fraction décillionième pour le premier de ces remèdes, et quadrillionième pour le second.

Le trouble de l'estomac causé par les débauches de nuit, l'abus du vin et du café, auquel se mêle aussi du refroidissement, se reconnaît aux symptômes suivans :

On sent qu'on chancelle, on a du vertige, de l'obscurcissement dans les idées , de la pesanteur à la nuque, des tiraillemens douloureux dans les dents, des tintemens dans les oreilles , de la chaleur à la face , des efflorescences rouges au front , sur le nez, aux commissures des lèvres ; la langue est blanche , la bouche sèche , sans soif, et le gosier plein de glaires. Il monte de l'estomac un liquide brûlant à la gorge; on n'a point d'appétit, aucun goût pour les alimens, qui paraissent fades ; il y a des nausées qui remplissent la bouche d'une liqueur insipide , des vomissemens, des tranchées, un poids à l'estomac , de la tension dans le bas-ventre, des selles difficiles , de la constipation, un sommeil inquiet, de l'inaptitude au travail de tête , une détente générale, des tiraillemens dans les membres , de la mauvaise humeur, envie de quereller, une agitation intérieure. Le remède le plus certain à tous ces maux est la *noix vomique*, fraction octillionième pour les adultes, décillionième pour les enfans.

Il est un trouble d'estomac qui reconnaît pour cause un accès de colère après lequel on peut avoir bu ou mangé. Cette espèce produit une chaleur, une rougeur extraordinaire à la face, une sensibilité douloureuse à la tête, de la rougeur, de la brûlure aux yeux , une exaltation du système nerveux , le manque d'appétit , un goût assez constant à la bouche, des renvois bilieux , le vomissement d'un liquide vert et bilieux, des tranchées ventrales , de la lassitude , un sommeil inquiet, de fréquens réveils.

La *camomille* est le spécifique de ces accidens , fraction

quadrillionième. Si ce remède restait sans effet, on recourrait à la *pulsatille*, fraction sextillionième, qui serait remplacée par la *noix vomique*, en cas d'inefficacité. Dans quelques cas, on donnerait la préférence à la *bryone*, si le malade éprouvait des frissons et de la constipation. La fraction décillionième est suffisante.

A-t-on surchargé son estomac avec des alimens indigestes, tels que les viandes de porc, de mouton, ou autres substances trop grasses, comme aussi les pâtisseries? on ressent un goût d'amertume et de salaison, la bouche se remplit de glaires, les alimens, le pain, ont une saveur amère, quelque chose semble gratter à la gorge, on n'a point d'appétit, mais beaucoup de répugnance pour les alimens chauds; l'estomac semble plein, le ventre est ballonné, la région des fausses côtes tendue, on y entend du grouillement; le ventre est serré, les selles ne viennent que difficilement; on éprouve de la lassitude, du frisson, des tiraillemens dans les membres, comme dans la fièvre intermittente; l'humeur est chagrine et s'irrite des plus légères contrariétés, on garde le silence. Le remède spécifique de cet état de maladie est la *pulsatille*, fraction sextillionième.

Une dernière disposition morbifique de l'estomac est celle que fait naître le passage de l'hiver au printemps, celui de l'automne à l'hiver, lorsque la saison est constamment humide, ainsi que dans les contrées couvertes d'eaux stagnantes, où l'air est saturé de vapeurs nuisibles. Elle est familière aux personnes qui travaillent dans des appartemens clos, à des métiers qui remplissent l'air d'émanations pernicieuses, et respirent rarement l'air libre. Ce sont autant de causes prédisposantes de la fièvre intermittente. Cet état se reconnaît aux symptômes suivans :

Indifférence pour le boire et le manger, sentiment de satiété, digestion pénible; les alimens semblent ne vouloir point descendre. On a des renvois, du ballonnement de ventre, des vomissemens de matières indigérées, un désir vif pour les choses fortifiantes et stimulantes, une faiblesse générale, le besoin de se coucher, du vertige, de l'embarras dans la tête; les urines se troublent et déposent du sédiment, les membres sont engourdis, on est sensible aux plus légères impressions, à celle de l'air; on est assis, couché, on ne peut rester en repos; il faut remuer les membres, les fléchir, les étendre, comme après une grande fatigue; on s'éveille avec de la raideur par tout le corps; le sommeil vient difficilement, il est agité, interrompu par des rêves affreux, on est constamment de mauvaise humeur. C'est avec le *quinquina*, à la dose de deux grains de la fraction décillionième, qu'on remédie à cet état et que l'on prévient l'invasion de la fièvre intermittente.

§ III. SODA, OU FER CHAUD.

Le soda est une sensation brûlante qu'on éprouve depuis l'estomac jusqu'à la gorge. Elle a pour cause un liquide âcre et brûlant que l'estomac renvoie de sa cavité, qui frappe de cette impression toutes les parties qu'il touche. Comme il n'est que le premier degré de la crampe d'estomac, on trouvera au chapitre de cette dernière maladie le traitement qui lui convient. Soit dit en passant que la *noix vomique* en est le spécifique assuré.

§ IV. DE LA CRAMPE D'ESTOMAC.

Il n'est point de maladie plus commune que la crampe d'estomac. Il n'en est point non plus pour laquelle on appelle moins les secours de l'art, au village surtout, dans l'opinion fausse de son incurabilité, opinion qui a sa source dans le peu de succès que l'allopathie recueille des traitemens auxquels elle la soumet.

L'homœopathie a trouvé des moyens de soulagement et de guérison de ce mal. Toutes les espèces ne sont pas du ressort des laïcs. Quelques unes seulement peuvent leur être confiées. Ils pourront leur appliquer les remèdes que je vais indiquer, lorsqu'ils éprouveront les symptômes suivans :

Resserrement, pression à l'estomac, semblable à ce qu'on ressent lorsque les habillemens sont trop étroits, ou bien encore lorsque les vents s'accumulent sous les côtes. Cette sensation est surtout remarquable après le repas, et après avoir bu du café. Ce serrement de la région de l'estomac monte jusqu'à la poitrine, et s'étend quelquefois jusqu'entre les épaules et au dos ; la poitrine semble être ligaturée. Cette crampe débute le plus souvent la nuit, ou le matin au lever, et s'accompagne ordinairement de renvois, de nausées, du regorgement d'une liqueur brûlante de l'estomac vers la gorge ; on éprouve des battemens de cœur, de l'anxiété, une saveur aigre, putride, de la constipation, du ballonnement du ventre, et quelquefois de la douleur de tête d'un côté seulement, tout au moins une douleur comprimante au front. La *noix vomique* est le spécifique de cette espèce de crampe. Ce remède est d'autant plus efficace, que le malade doit ces symptômes à l'usage abusif du café ou des boissons spiritueuses. Le soda, dont on a parlé plus haut, est le compagnon fidèle de cette espèce de crampe. La dose du remède est de deux grains de la fraction décillionième.

Il faut bien se rappeler que la durée d'action de la *noix vomique* est de quatorze jours. Ce n'est qu'après ce laps de temps qu'on la renouvellera, si la maladie n'a pas entièrement disparu. Elle peut se répéter jusqu'à trois fois, s'il est nécessaire à l'enlèvement complet de la maladie, avec le soin d'éloigner davantage la troisième dose du remède.

Il est une autre espèce de crampe qui est du ressort de la *camomille*; c'est celle qui attaque les personnes d'une constitution très-irritable, d'un caractère ingénieux à se tourmenter et à s'affliger. Dans cette espèce, on ressent comme le poids d'une pierre à la région de l'estomac. Les hypochondres (région des dernières côtes) sont tendus par les vents, il semble au malade que le cœur va s'écraser. Il y a de l'oppression de poitrine, de l'angoisse, la nuit surtout, on se jette çà et là, sans trouver une bonne place; il s'y joint une douleur pulsative au sommet de la tête, à laquelle on cherche à échapper en se levant. Ce n'est que dans un repos absolu qu'on trouve quelque soulagement. Une chose à considérer, c'est que le *café* soulage cette espèce de crampe, tandis qu'elle est aggravée par la *noix vomique*. La dose est de deux grains de la fraction quadrillionième.

Cette circonstance du soulagement de la crampe par le *café*, conduit naturellement à penser que la *camomille* est l'antidote de cette boisson ; on l'administrera donc avec efficacité contre la crampe que peut causer le café.

Mais si cette affection est due à l'abus que l'on aura fait de la camomille, ce n'est plus en elle que l'on trouvera un remède spécifique, mais bien dans l'*ignatia* et la *pulsatille*, quelquefois aussi dans le *café cru*. Ce dernier remède aura toujours un plein succès, lorsque les accès de cette crampe paraîtront insupportables au malade, à raison de l'exaltation de sa sensibilité.

Une autre espèce de crampe d'estomac s'accompagne, dans ses paroxysmes, de nausées et de vomissemens, avec la sensation d'un élancement sourd dans le creux de l'estomac. On la combat efficacement avec l'*ipécacuanha*, à la fraction billionième, à la dose de deux grains.

Je ne dois pas oublier de mentionner le *cocculus*, que l'on fait, toujours avec succès, succéder à la *noix vomique*, lorsque cette dernière n'a point enlevé toute la maladie.

Il est également un remède primitif, lorsqu'à tous les symptômes qui demandent la *noix vomique*, il se joint de la constipation, et une douleur de bas-ventre que la sortie des vents soulage, ainsi que l'afflux de salive à la bouche. L'humeur du malade est chagrine; il est sombre, et concentré en lui-même.

Je suis loin d'avoir exposé toutes les espèces de crampe dont l'estomac peut être affecté. Je n'ai donné que le tableau de celles dont les laïcs sont susceptibles d'opérer la guérison. Il faut toutes les lumières d'un praticien exercé pour individualiser et différencier celles dont je n'ai pas parlé.

§ V. HOQUET.

Rien n'est plus commun que ce symptôme chez les enfans nouvellement nés; au plus léger refroidissement, en les en voit affectés. Il n'y a rien à y faire; laissez la nature développer les forces de l'enfant, il ne tardera pas à disparaître. Bien des mères s'en alarment; je leur dirai de mettre l'enfant au sein, où il se réchauffera. Quelques cuillerées d'eau sucrée le calment aussitôt.

§ VI. EMPOISONNEMENT.

Je donnerai ici le tableau des symptômes de l'empoisonnement, non pour en confier le traitement aux laïcs, mais bien pour leur faire sentir l'indispensable nécessité d'un médecin, afin d'y remédier promptement.

On soupçonne avec fondement le poison, lorsque, au milieu de la plus parfaite santé, on est subitement assailli d'accidens graves et extraordinaires. Le premier soin doit être d'examiner attentivement ses alimens, ses occupations et ses rapports avec ce qui nous environne.

Les poisons sont de deux sortes : végétaux ou minéraux, autrement dit, soporifiques ou corrosifs.

Les poisons végétaux sont les plus dangereux. Ils servent le plus souvent d'instrument à l'empoisonnement volontaire ; ils tuent avec célérité et sans produire d'effets extraordinairement sensibles. De ce genre sont les vapeurs du charbon, celles des fleurs renfermées dans les appartemens ; puis l'opium, la belladonne, la pomme épineuse, la jusquiame, la ciguë, que l'on confond quelquefois avec le persil, et certains champignons.

Les symptômes produits de ces poisons sont : un poids douloureux à l'estomac, de l'anxiété, du dégoût, du vomissement, de l'envie de dormir, du trouble de l'esprit et des sens, du vertige et de l'hébétement. Le malade se sent faible, il chancelle et tremble ; son pouls est variable, tantôt lent et paresseux, tantôt fort et précipité. Il tombe bientôt dans l'engourdissement, l'insensibilité, quelquefois devient furieux, convulsif, le plus souvent soporeux et paralytique.

Les poisons corrosifs, au contraire, exaltent la sensibilité. On ressent de la brûlure à la gorge et à l'estomac, un mal de cœur inexprimable, des nausées, du vomissement, même de sang. D'autres fois, c'est un dévoiement des plus violens, ou une constipation opiniâtre, accompagnée de ballonnement du ventre et de douleurs déchirantes dans les intestins. Tels sont les effets de l'arsenic, d'autres poisons métalliques, et des cantharides.

Il faut favoriser de tout son pouvoir le vomissement,

qui n'est qu'un effort de la nature pour se délivrer de la substance vénéneuse. Si elle oubliait de l'établir, on l'excitera en chatouillant la gorge avec la barbe d'une plume, ou en faisant prendre au malade beaucoup de café noir très-fort. Aussitôt après, on lui fera avaler du lait en abondance.

Si le poison est végétal, après avoir évacué l'estomac par le vomissement, le plus sûr moyen est l'esprit de camphre dont on donnera au malade une goutte, de 3 minutes en 3 minutes, et plus rarement, à mesure que les accidens s'apaisent.

Voilà tout ce qu'il est permis de faire jusqu'à l'arrivée du médecin.

§ VII. CONSTIPATION.

La constipation la plus simple est celle qui n'est point dans les habitudes du sujet, et qui n'a point succédé à une maladie longue, dont elle est souvent la suite. On a le besoin d'aller à la garde-robe ; mais l'intestin *rectum* semble être inactif et se fermer, on éprouve un poids à l'estomac, des pulsations dans le bas-ventre ; l'appétit manque, il y a de la soif, de la sécheresse à la bouche, et une pesanteur au bas-ventre.

La fraction billionième d'*opium* lève cette constipation.

Lorsque la constipation reconnaît pour cause un dérangement d'estomac, produit par une surcharge d'alimens, ou une nourriture indigeste, ou bien qu'elle a succédé à une diarrhée inconsidérément supprimée , on éprouve les symptômes suivans :

Défaut d'appétit, goût déplaisant à la bouche, la langue est couverte d'un enduit glaireux; il y a dégoût, mal de cœur, tension du bas-ventre avec poids , élancemens douloureux , sensation d'un fardeau au fond du ventre ; on ressent des tranchées , une chaleur générale, la tête s'appesantit, est impropre au travail , le sommeil agité , la respiration gênée ; le bas-ventre est brûlant , on se plaint, on a de la mauvaise humeur. La *noix vomique* fait cesser tous ces accidens ; fraction octillionième pour les adultes, décillionième pour les enfans.

Si ces symptômes se rencontrent chez une personne d'un caractère doux, d'une humeur tranquille, plus portée au silence qu'à la plainte, et qu'il s'y joigne une grande pâleur de la face, et des frissons, avec le sentiment d'une grande fatigue , c'est la *pulsatille* qu'il faut prendre , surtout si elle a abusé des alimens trop gras et de pâtisseries lourdes. La dose est la fraction quadrillionième pour les adultes , sextillionième pour les enfans.

§ VIII. FLATUOSITÉS.

Je traiterai plus en détail ce sujet au chapitre de la colique. Il n'est ici question que des flatuosités qui ne causent aucune douleur. J'entends par là celles qui ne procèdent ni d'un vice hémorrhoïdal chronique, ni de toute autre maladie du bas-ventre , mais bien de celles qui s'engendrent subitement, et qu'un remède approprié fait disparaître aussi vite qu'elles sont nées.

Elles doivent le plus souvent leur naissance à des alimens venteux, tels que le chou blanc, le chou frisé, les
choux aigris, préparés avec trop de graisse, surtout
lorsqu'on a commis la faute de boire de l'eau par dessus. La bière qui n'a pas assez fermenté, et d'autres
fautes de régime, peuvent donner lieu à ce développement d'air, qui produit des renvois, gonfle le ventre,
gêne la respiration, échauffe tout le corps et l'incommode.

Le *quinquina*, à la fraction quadrillionième, dissipe
promptement ces flatuosités. Il faut avoir ici égard au
caractère spécial de l'individu. S'il est violent, la *noix
vomique* lui convient par excellence, tandis qu'on donnera la *pulsatille* aux personnes d'un caractère paisible;
la *noix vomique* à la fraction octillionième, la *pulsatille*
à la fraction quadrillionième.

§ IX. VOMISSEMENT.

Le vomissement reconnaît plusieurs causes. La plus
commune de toutes est l'altération de l'estomac. Les
signes en sont : la lassitude, pesanteur et tiraillement
douloureux à la tête et dans les membres, soulèvement
de l'estomac comme si l'on devait vomir les alimens,
manque d'appétit, mauvais goût à la bouche, renvois
désagréables, comme d'alimens gâtés; il y a poids et
plénitude à la région de l'estomac, surtout après le repas; on vomit, avec sensation d'un froid général; la couleur de la face est changée; on a de l'agitation, de l'a-
battement d'esprit, les mains et les pieds sont froids,

Lorsque cet état est la suite d'une surcharge de l'estomac, la diète en est le meilleur remède; c'est-à-dire qu'on doit s'abstenir de toute nourritue, et prendre un peu de *café noir*, propre à corriger la continuelle envie de vomir dont on est tourmenté.

Mais si les alimens dont on a abusé étaient de la viande de porc, ou toute autre viande très-grasse, donnant à la bouche une saveur rance, et produisant des renvois de la même nature, alors c'est à la *pulsatille* qu'il faut avoir recours, dose de deux grains, fraction quadrillionième, en y joignant une grande modération dans le boire et le manger.

Ces remèdes sont-ils restés sans effet, ou bien encore ressent-on, après que l'estomac est délivré de ce qu'il contenait, du dégoût, de la nausée, de l'envie dé dormir? on fera cesser ces accidens avec deux ou trois grains de l'antimoine crn, fraction trillionième, et, dans quelques cas, avec la *noix vomique* ou la *bryone*.

Une seconde espèce de vomissement peut venir de violentes affections de l'âme, de la colère, par exemple, que l'on reconnaît aux symptômes qui suivent:

Saveur amère, renvois bilieux, vomissement d'une liqueur d'un jaune vert qui remplit la bouche d'amertume, et laisse ce goût à la gorge; douleur à l'estomac, où l'on sent du poids, lassitude générale, manque d'appétit; l'estomac paraît être tout plein; oppression à la poitrine, la chaleur monte à la face, on a grande soif, du vertige avec douleur de tête latérale, tantôt de pression, tantôt de pesanteur, de l'angoisse et de l'agitation (espèce de fièvre bilieuse). La *camomille* en est le spécifique certain, quadrillionième fraction.

Si à ces symptômes se joignait une sensation de froid générale, et que l'affection colérique, cause de ces accidens, ne fût pas encore calmée, c'est à la *bryone* qu'il faut donner la préférence.

Cette disposition de l'estomac peut être aussi le résultat de l'épouvante mêlée à la colère; alors c'est l'*aconit* qui convient, à la fraction octillionième. On le verra dissiper, en quelques heures, les symptômes ci-dessus énumérés.

Une tristesse constante, un chagrin de longue durée peuvent également opérer ce dérangement de l'estomac. On y remédie, d'une manière aussi certaine que prompte, avec l'*ignatia*, fraction quadrillionième, deux grains, qu'il faut renouveler, si la première dose n'a pas en quarante-huit heures enlevé la maladie.

Les vers désaccordent aussi les fonctions de l'estomac. On reconnaît leur présence aux signes qui suivent :

Renvois qui apportent à la bouche une liqueur rance, nausées fréquentes, fugitives, douleurs violentes de tranchées, vomissement, pâleur de la face, lèvres décolorées, froid général. C'est la nuit surtout que paraît le vomissement: la poitrine s'échauffe et la respiration est gênée. Le *cina*, fraction trillionième, en est le remède.

A cet ensemble de symptômes, se joignent quelquefois la constipation ou le dévoiement.

Cet état est familier aux enfans que l'on nourrit trop

fortement , et d'alimens indigestes, que l'on berce , que
l'on emmaillote, que l'on drogue souvent avec les lavemens, les purgatifs. Ils contractent des vomissemens
qui rejettent leur nourriture et les précipitent dans une
maigreur consomptive.

Ainsi donc lorsque ces petits malades seront constipés,
on leur donnera la *noix vomique*, deux grains de la fraction décillionième. Si au contraire ils sont dévoyés avec
tranchées du ventre , on leur administrera l'*ipécacuanha*,
à la fraction billionième, que l'on répétera si les accidens eux-mêmes se renouvellent. A défaut d'efficacité de
ce remède, on emploiera la *pulsatille*, fraction sextillionième.

A-t-on affaire à un malade qu'on ait trop purgé , c'est
le cas d'user du *quinquina*, comme correctif de la faiblesse causée par la perte des sucs.

Enfin il est des personnes sujettes aux affections nerveuses et aux crampes, dont l'estomac est d'une excessive sensibilité ; elles ne peuvent commettre une faute
de régime sans s'exposer à des vomissemens, des crampes de bas-ventre, des coliques, et le dévoiement ; la
pulsatille leur convient par excellence, sextillionième
fraction. On en peut dire autant du *cocculus*, fraction
octillionième.

§ X. COLIQUES.

Les remèdes contre la colique sont diversifiés comme
les causes qui la produisent. Les cas les plus ordinaires
de cette maladie sont les suivans :

Lorsque la colique est due à un refroidissement, à la mouillure des pieds, à la suppression de la transpiration, on éprouve des douleurs de ventre tranchantes, une telle inquiétude que l'on ne sait que faire. Le ventre est comme vide, les intestins dans un mouvement continuel, les yeux cernés de bleu, la salive abonde. Il y a des déchiremens au dessous du nombril, et des douleurs dans les reins, comme si l'épine du dos était rompue, des nausées, des vomissemens, du dévoiement, des selles vertes, liquides et glaireuses. On oppose à ces symptômes la *camomille*, fraction quadrillionième, ou mieux encore la *pulsatille*, fraction quintillionième.

La colique venteuse se reconnaît à la dureté des selles, à la constipation, au sentiment d'un poids dans le bas-ventre, avec des borborygmes, une chaleur inaccoutumée, et du ballonnement du ventre, qui gêne la respiration. Il y a pincement, tiraillement et écrasement des intestins ; la région de l'estomac est tendue, la tête douloureuse et obscurcie, le ventre sensible au toucher, les mains et les pieds froids dans les accès violens, et quelquefois privation de connaissance. Le remède est la *noix vomique*, fraction octillionième pour les adultes, et décillionième pour les enfans,

C'est également la *noix vomique* qui remédie à la colique venteuse qui fait ressentir au fond du bas-ventre une compression tranchante et lancinante sur la vessie, le rectum et les parties environnantes ; on sent que des vents veulent se faire jour, on ne peut marcher que courbé ; elle cesse dès qu'on est dans le repos, assis ou couché. Il suffit de la fraction décillionième pour la faire disparaître.

Il est une colique vermineuse qui dispose au vomissement, fait affluer la salive à la bouche, qui produit des tranchées vives, tordantes, de la dureté autour du nombril, des saccades dans les muscles du bas-ventre, du fourmillement dans le gosier, souvent des hoquets, quelquefois une faim canine, du dégoût pour les douceurs, une continuelle envie d'aller à la selle, du ballonnement, de la salivation, des renvois, une lassitude générale, du dévoiement, des selles glaireuses, et des douleurs de ventre revenant par accès, spécialement vers minuit.

Le *mercure* y est souverain, à la fraction trillionième pour les adultes, et quadrillionième pour les enfans. On donne avec le même succès le *cina* (*semen cinæ*), fraction trillionième.

§ La colique qui procède de la surcharge de l'estomac ou d'alimens malsains, provoque du malaise, de la pesanteur dans le bas-ventre qui se tend et se boursoufle; bientôt on ressent des pincemens, des tranchées que le toucher aggrave, la salive devient écumeuse, la nausée s'établit, on ressent des douleurs déchirantes et lancinantes au dessus du nombril, les selles deviennent liquides, d'un jaune de citron, la face pâlit, les yeux se cernent de bleu, les membres sont agités de légères convulsions, la tête est pesante et douloureuse, et le corps se recourbe sur lui-même.

De petites cuillerées de *café noir* rendent un service essentiel, en poussant au dehors, soit en haut, soit vers le bas, la masse alimentaire dégénérée. S'il manque son effet, on donnera au bout de quelques heures la *pulsatille*, fraction sextillionième.

La colique hémorrhoïdale provoque des pulsations au creux de l'estomac, un resserrement au bas-ventre qui donne le sentiment de la plénitude, des grouillemens, des borborygmes, avec impuissance de rendre des vents, une chaleur fermentative dans les intestins, le gonflement des veines du front et des mains; on est forcé de quitter ses vêtemens, et de marcher, pour soulager ses douleurs. L'épine du dos est courbaturée, on ne peut se redresser, tout le bas-ventre est sensible, comme s'il était blessé, on a de l'agitation, de l'angoisse, de l'insomnie. La *pulsatille*, fraction quadrillionième, fait cesser tous ces accidens.

Mais si cette colique hémorrhoïdale embrasse la vessie, et fait éprouver une continuelle envie d'uriner, sans pouvoir la satisfaire, si elle frappe d'un resserrement spasmodique les parties génitales et élève la sensibilité du ventre à un haut degré, la *noix vomique* doit avoir la préférence sur la *pulsatille*, fraction décillionième, dose de deux grains.

Dans toutes les espèces de colique dont je viens de tracer le tableau, il est bien important d'observer si les douleurs de ventre sont très-violentes et soutenues, ou bien encore si, après avoir relâché, elles ne reviennent pas avec une violence plus grande encore, enfin, si, après la relâche, on se sent le ventre comme brisé et les intestins comme suspendus à un fil prêt à se rompre, de

manière que l'on n'ose faire un seul pas. Alors, sans hé-
siter, il faut administrer la *coloquinte*, fraction décillionième, deux grains.

Ce remède est également indiqué, lorsque la douleur,
bien qu'embrassant tout le ventre, affecte spécialement
un point de la région du nombril, et revient périodiquement de cinq en cinq ou de dix en dix minutes, et même
quelquefois plus tard. A son retour on la sent se réveiller
sur les côtés et rayonner vers le centre, s'aggraver et faire
éprouver le sentiment de torsion dans les intestins ; le
malade jette les hauts cris , mord tout ce qui l'environne,
et rampe comme un ver. La sueur ruisselle de toutes les
parties de son corps. On remarque également dans les
relâches de cette colique la même brisure de ventre.

Les personnes du sexe, à l'époque de leurs règles,
éprouvent dans le bas-ventre un fouillement douloureux,
accompagné de mal de cœur, une brisure qui embrasse
le pubis et l'aine, du resserrement à la région de la vessie,
et un sentiment d'extension du ventre, comme s'il vou-
lait s'ouvrir et éclater. C'est encore la *noix vomique* qui
est le spécifique de cette colique, fraction décillionième.
Mais lorsque la colique menstruelle est violente, avec
caractère de crampe, qu'elle coupe les intestins et s'étend
jusqu'à la poitrine, que la malade grince des dents, se
tord les membres, en jetant des cris aigus, s'écriant
que son ventre va éclater, on lui donnera le *café cru*,
fraction trillionième.

Enfin le sentiment de pesanteur dans le bas-ventre,
d'une douleur qui comprime cette région, ainsi que les

reins, avec tiraillemens dans les aines et engourdissement des cuisses, en même temps un poids sur le rectum
qui ressemble au besoin d'aller à la garderobe, réclame
la *pulsatille*, fraction quadrillionième, deux grains. **La**
belladonne n'est indiquée que dans le cas où il existe une
sensation de pression sur les parties génitales, comme
pour les pousser hors de leur place et de haut en **bas.**
Un grain de la fraction décillionième est suffisant.

§ XI. FIÈVRE INTERMITTENTE.

On appelle ainsi la fièvre qui est composée de trois périodes distinctes, celle du froid, celle du chaud, et
celle de la sueur, après quoi le malade éprouve un relâche dans lequel, à la faiblesse près, il se trouve assez
bien. Les intervalles de ces paroxysmes fébriles sont de
trois sortes, c'est-à-dire que la fièvre revient le lendemain, ou le second jour, ou bien le troisième, ce qui la
fait dénommer quotidienne, tierce, quarte. Le frisson
débute par des tiraillemens dans les membres, la pâleur
de la face, la couleur bleue des mains et des ongles ;
bientôt il acquiert assez de violence pour causer le tremblement des membres, le claquement des dents. Cet état,
dans lequel le malade ne peut se réchauffer, dure quelques heures. Il est suivi d'une chaleur brûlante, d'une
soif dévorante, dont la durée est également de quelques
heures, après lesquelles le malade tombe dans une sueur
abondante. Le lecteur saura qu'il n'y a rien à faire dans
l'accès même. Ce n'est que lorsque la période de la sueur
est ouverte, qu'il faut donner, de trois heures en trois

heures, la fraction billionième de l'*ipécacuanha*, ce qui, pour la fièvre qui revient chaque jour, fera tomber la dernière dose quelques heures avant le retour de l'accès. Les doses sont ordinairement de quatre pour la fièvre quotidienne.

Si la fièvre est tierce ou quarte, c'est-à-dire si elle revient le deuxième ou le troisième jour, on se conduira de même, avec cette seule différence de mettre un intervalle de quatre heures entre les doses d'*ipécacuanha*, et de faire tomber la dernière dose deux heures avant le retour de l'accès; dès que le paroxysme est terminé, on redonne les mêmes doses du remède, jusqu'au troisième accès, après lequel on administre le soir une dose de *noix vomique*, fraction sextillionième. Toutes les fièvres intermittentes incurables par ce traitement, demandent le ministère d'un médecin.

§ XII. FIÈVRE DE LAIT.

On donne ce nom à quelques symptômes morbifiques qui, après l'accouchement, accompagnent la sécrétion du lait dans les seins.

Un léger frisson, suivi de chaleur, de malaise, de soif, d'un peu de gêne dans la respiration, et de quelques tiraillemens dans le dos, qui viennent aboutir aux mamelles, sont les signes avant-coureurs et concomitans de cette sécrétion, auxquels se joint le mal de tête. Cette scène se termine par une abondante transpiration. Ce ne sont pas toutes les nouvelles accouchées qui ressentent cette fièvre lactée. Beaucoup en sont exemptes.

Cette prérogative appartient aux accouchées qui ne sont point abondantes en lait, principalement à celles dont les organes de la génération n'ont point trop souffert dans le travail de l'enfantement. Dans ce dernier cas, on doit administrer l'*arnica montana*, fraction billionième, deux grains.

C'est le remède des déchiremens, de la contusion. Dans les autres cas, c'est le *rhus toxicodendron*, la *bella-donne*, ou la *bryone*, à leur fraction décillionième, dose de deux grains.

Si les affections de l'âme avaient provoqué cette fièvre, il faudrait user des remèdes indiqués au chapitre qui traite de ces affections.

Il est un danger auxquel sont exposées les nouvelles accouchées, c'est celui de voir tarir tout à coup le lait dans leurs seins. Cette liqueur retourne vers les organes qu'elle avait quittés, ou, ce qui est pire, elle se jette sur d'autres organes nobles, tels que la tête, les intestins, où elle développe des symptômes alarmans, qui deviennent promptement mortels. Cette maladie des nouvelles accouchées se nomme *fièvre puerpérale*. On peut l'étouffer dans son germe en administrant incontinent la *pulsatille*, fraction sextillionième, dose de deux grains. Mais le secours d'un médecin est indispensable lorsqu'elle est développée.

§ XIII. FIÈVRE SCARLATINE (1).

Je vais tracer ici le portrait fidèle de cette maladie, qui, lorsqu'elle est simple, c'est-à-dire sans complication avec la fièvre pourprée, ne demande presque aucun traitement. Cette fièvre n'attaque que les enfans jusqu'à l'âge de douze ans. Elle tire son nom de la rougeur que contracte la peau, qui devient d'un rouge de feu. C'est la couleur de l'écarlate s'effaçant sous la pression du doigt, pour laisser une trace blanche, que remplace la rougeur, dès que la pression cesse. Cette couleur gagne toutes les parties de la peau, sans se circonscrire. Elle se montre d'abord sur les parties qui ne sont point couvertes, à la face, au cou, à la poitrine, aux pieds, aux mains, avec un peu d'enflure, et finit par se répandre sur tout le corps. La fièvre l'accompagne fidèlement. Son intensité est en raison du plus ou moins d'étendue de la rougeur de la peau, qui reste sèche aussi long-temps qu'elle conserve de la rougeur. Dès qu'elle commence à pâlir, on la voit se dépouiller d'écailles et s'humecter. Pendant tout le cours de cette maladie, la gorge souffre plus ou moins d'inflammation. Le moyen curatif de cette maladie en est aussi le plus sûr préservatif. C'est la *belladonne*, dont le docteur Hahnemann a fait,

---

(1) Voyez *Mémoire sur une épidémie de scarlatine qui a régné dans la vallée de Munster*, par le docteur Kirschleger (Archives de la médecine homœopathique, Paris, 1835, t. II, page III).

il y a quarante ans, présent à l'humanité. Pendant le règne de cette maladie, toujours épidémique, on donne aux enfans non encore atteints deux grains de la fraction décillionième de ce remède, et on répète la dose de cinq en cinq jours. Si la maladie les a surpris avant la préservation, le traitement est le même; seulement on se contente d'administrer le remède une seule fois. Dans le cas de complication de la maladie avec la fièvre pourprée, on appellera toujours un médecin.

§ XIV. FIÈVRE POURPRÉE.

Cette maladie, quelle que soit sa ressemblance avec la fièvre scarlatine, en diffère néanmoins d'une manière bien tranchée.

D'abord elle attaque les personnes de tout âge. Son éruption est d'un rouge pourpre, qui ne disparaît point sous l'impression du doigt, comme le fait le rouge de la scarlatine; elle offre à la vue comme au toucher de petites élévations, moins saillantes au dehors qu'en dedans de la peau, attaque sans distinction telle ou telle partie, mais de préférence celles qui sont couvertes, la région des articulations, et presque toujours sans gonflement remarquable. La fièvre qui l'accompagne n'a point une marche réglée, et le mal de gorge lui est toujours réuni. La matière de cette éruption est très-fugitive. On la voit souvent disparaître subitement et faire courir au malade les plus grands dangers. Sa bénignité, sa malignité sont indépendantes du plus ou du moins d'étendue de l'éruption. On ne remarque de sueur que

sur les parties d'un rouge foncé. La *belladonne*, si efficace, tant pour prévenir que pour guérir la scarlatine,
ne jouit ici d'aucune vertu. *L'aconit* possède seul cette
propriété. On le donne de seize ou de vingt-quatre en
vingt-quatre heures, à la dose pleine de la fraction octillionième, surtout lorsque l'on voit la chaleur, l'agitation, l'anxiété tomber après la première dose. Si le
malade se plaignait de grandes douleurs qui lui arrachent des larmes, il faudrait lui faire prendre la fraction
millionième du *café cru*, dose de deux grains, dont il
recevra un grand soulagement. Il est bon pourtant, dans
le traitement de cette maladie, de ne point s'en rapporter
à soi-même.

§ XV. ROUGEOLE.

La rougeole, maladie si connue, et le plus souvent
d'un caractère de bénignité, s'accompagne souvent des
symptômes suivans :

Toux sèche, raucité de la voix, serrement de poitrine,
douleur à la gorge qui gêne la déglutition, rhume de
cerveau, éternumens fréquens, flux d'un liquide âcre
par les narines, rougeur, chaleur et douleur des yeux,
qui sont sensibles à la lumière, gonflement des paupières
et mal de tête. Tels sont les signes avant-coureurs de
l'éruption.

Après quelques jours de cet état, on sent s'augmenter
la chaleur générale, au milieu de laquelle paraissent,
d'abord à la face, puis aux extrémités, des taches rouges, inégales, élevées, qui ne tardent pas à devenir con-

fluentes, c'est-à-dire à se réunir. Leur rougeur ne disparaît point entièrement sous la pression et reparaît aussitôt qu'elle cesse. L'époque de l'éruption est aussi celle de la plus grande vivacité de la fièvre, que l'on voit diminuer de jour en jour jusqu'au septième, où elle tombe entièrement, et est suivie d'une légère desquamation de la peau. Lorsque la maladie parcourt bénignement ses périodes, il faut l'abandonner à la nature, qui fera tous les frais de la guérison. Ce n'est que lorsque la fièvre a quelque violence, qu'on fera bien de donner au malade deux grains de la fraction octillionième de l'*aconit*.

Quelquefois aussi la maladie s'accompagne à son invasion des symptômes du catarrhe, que l'on maîtrise promptement avec la *pulsatille*, fraction sextillionième, dose de deux grains. Si ce remède est administré avant l'éruption, il la prévient ordinairement; car il est, comme la *belladonne* pour la scarlatine, un préservatif assuré. Comme tel, on doit le donner pendant le règne d'une épidémie de rougeole, tous les quatre jours, à la dose que je viens de désigner.

§ XVI. ÉRYSIPÈLE.

J'eusse omis de parler dans cet ouvrage de l'érysipèle, si je ne savais de science certaine que l'on a l'habitude de ne point appeler les médecins, quand on en est atteint, surtout dans les campagnes. Je crois d'autant plus nécessaire d'en exposer le traitement, que je sais, par expérience, qu'on lui oppose communément des remèdes plus ou moins nuisibles. J'indiquerai donc ici ceux qui conviennent dans plusieurs cas de cette maladie.

On entend par érysipèle une inflammation superficielle de la peau, accompagnée de l'enflure de la partie qui en est affectée. La rougeur qui caractérise l'érysipèle n'est jamais très-vive, et dégénère au bout de quelques jours en une pâleur jaunâtre, comme aussi elle n'est point circonscrite et se résout, en s'étendant, dans la couleur naturelle de la peau; la partie malade est tendue, brûlante, brillante et douloureuse. Lorsque l'inflammation est vive et la fièvre violente, on calmera l'une et l'autre avec une petite dose d'*aconit*, que l'on fera suivre, seize ou dix-huit heures après, de la *belladonne*, fraction décillionième, dose de deux grains.

Ce dernier remède est indispensable lorsqu'on ressent une douleur lancinante, dont la partie est affectée surtout lorsqu'on lui imprime du mouvement.

L'érysipèle qui se place aux articulations des membres demande un autre remède, que l'on trouve dans la *bryone*, qui est si efficace pour apaiser les douleurs que le mouvement aggrave.

L'érysipèle qui affecte la face, élève sur la peau des vésicules semblables à celles produites par les cantharides. Il est très-souvent grave et compliqué de dangers, attendu la proximité du cerveau, qui peut facilement participer à l'inflammation. De plus, la maladie y est rarement simple; on y voit ordinairement réunies des affections nerveuses du bas-ventre. La présence d'un médecin est indispensable à son traitement. S'il se faisait attendre, on donnera, pour arrêter le progrès du mal, un grain de la fraction décillionième du *rhus toxicodendron.*

§ XVII. LE ZONA.

On appelle ainsi une éruption pustuleuse qui a quelque ressemblance avec l'érysipèle, et n'attaque le plus souvent qu'un seul côté du tronc. Son siége le plus ordinaire est le ventre, les hanches et les flancs.

Elle est accompagnée d'une démangeaison brûlante et douloureuse. Elle se termine par la dessiccation et la desquamation.

Cette maladie attaque de préférence les sujets scrofuleux, les vieilards et les femmes. Les hommes y sont moins sujets. La fraction dix-millionième du *mercure* en est le spécifique. S'il arrivait qu'il laissât subsister la maladie, elle ne résisterait pas au *graphite*, fraction décillionième. L'inefficacité du *mercure* est une preuve que la maladie est de nature psorique.

§ XVIII. FIÈVRE MILIAIRE ET ORTIÉE.

Cette fièvre éruptive doit sa naissance à des causes diverses. Elle peut être causée par la suppression de la transpiration, par le trouble des organes de la digestion, par l'abus des boissons spiritueuses, comme aussi par certaines espèces d'alimens, tels que la moule, l'écrevisse, la fraise même. D'autres fois elle se développe sans aucune cause occasionelle remarquable. La première de ces causes est loin d'être la plus commune, et cependant l'opinion contraire règne généralement, ce qui a donné lieu au mode de traitement auquel le peuple la soumet. On s'empresse de se tenir chaudement et de boire largement des infusions sudorifiques, qui sont le plus souvent nuisibles, en augmentant la fièvre, ou la provoquant lorsqu'elle n'existe pas, et en troublant le sommeil, toutes choses en pure perte. Il est une conduite simple à tenir, c'est de se préserver du refroidissement, et de prendre l'un des remèdes que j'indiquerai plus bas.

La maladie se termine par des sueurs. C'est ce genre de terminaison qui a fortifié l'opinion de la nécessité de la méthode sudorifique, employée non seulement par les laïcs, mais encore par les médecins. Cette méthode est loin de convenir à toutes les espèces de cette fièvre.

On accuserait faussement le froid d'avoir provoqué celle dont l'éruption se cache dans la chaleur, et que le froid fait reparaître. Il est peut-être moins dangereux de penser, avec beaucoup de personnes, que cette maladie ne demande aucun soin, étant toujours sans danger. Mais n'est-il pas toujours dangereux de s'exposer à la rentrée d'une humeur qui, en quittant la peau, peut se jeter sur des organes nobles?

L'éruption de cette maladie est souvent précédée de symptômes qui paraissent plus alarmans qn'ils ne le sont en réalité. C'est de l'oppression de poitrine, de la gêne dans la respiration, du vertige, de l'obscurcissement de la vue, du tremblement, de la nausée, du vomissement, des coliques, du dévoiement, une agitation générale et même de la défaillance. Tous ces symptômes sont familiers aux enfans et aux personnes délicates et sensibles. Ils cèdent le plus souvent et avec facilité à l'*ipécacuanha*, fraction billionième, à la dose de deux grains, que l'on répète jusqu'à trois fois, de trois en trois heures. L'éruption de la fièvre miliaire, à laquelle les enfans sont si sujets, se montre sous la forme de petites taches rondes, plates, de la grosseur d'une tête d'épingle, toujours visibles, quelles ques soient les impressions du chaud et du froid, lesquelles produisent une démangeaison mordante, la nuit surtout; le soir, des frissons suivis d'une chaleur modérée, troublent le sommeil par l'agitation qu'ils provoquent et arrachent des cris aux enfans chez lesquels le refroidissement a déterminé la maladie.

La *camomille* et le *soufre* sont les spécifiques de cette maladie; le premier à la fraction quadrillionième, le second à la dix-millionième. Si la fièvre était très-vive, il faudrait faire précéder ces remèdes par l'*aconit*, deux grains de la fraction octillionième, qu'on laissera agir pendant huit ou douze heures, après quoi on passera à l'administration des remèdes ci-dessus dénommés.

La sueur, ai-je dit, met fin ordinairement à tous ces accidens. On se gardera bien de la troubler. C'est le propre de la *camomille* de la provoquer, lorsque la maladie procède d'un refroidissement.

Lorsque cette maladie tire son origine du ventre, l'éruption prend la forme ortiée. C'est alors que les taches de la peau ressemblent aux piqûres des orties, formant

de petites bosses , et causant une démangeaison brûlante qui se fait sentir davantage vers minuit. On se sent
piqué comme par des millions de puces. A ces symptômes extérieurs se joignent l'insomnie, le manque d'appétit , la plénitude de l'estomac , de fréquens frissons ,
la faiblesse , le relâchement des membres , un malaise
général , de la mauvaise humeur.

Lorsque le trouble de l'estomac forme le symptôme
marquant de la maladie , la *pulsatille* ne manque pas de
le faire disparaître , tandis que le *rhus* ou la *dulcamara*
remédient mieux aux symptômes généraux de la maladie. On donnera le premier de ces remèdes à la dose de
deux grains de la fraction quadrillionième , le second à la
fraction décillionième , le troisième à l'octillionième ,
dose pleine.

Il est une dernière espèce de fièvre ortiée qui
prend sa source dans l'abus des boissons spiritueuses, et
que l'on voit reparaître fréquemment chez le même individu. Elle n'affecte guère qu'une seule partie du corps,
un bras , un genou , et se montre sous la forme de taches rouges et plates qui causent une forte démangeaison et dont la douleur ressemble à celle d'une blessure.
Elle est aussi familière aux personnes atteintes d'une
maladie chronique interne, comme gale , dartre rentrée, hémorrhoïdes anciennes. Ce symptôme cède promptement à la *noix vomique*, fraction octillionième, dose
de deux grains.

§ XIX. AVORTEMENT, OU FAUSSE COUCHE.

L'avortement est souvent la suite d'un coup, d'une chute, d'une contusion, chez les femmes enceintes. Il n'est pas rare pourtant de le voir aux second, troisième, quatrième mois de la grossesse, sans avoir été précédé d'aucune cause remarquable.

On doit la chercher alors dans l'irritabilité excessive de la matrice, dont l'intensité croît en raison du renouvellement plus ou moins fréquent de cet accident. La nature a une telle mémoire, qu'on voit presque toujours l'avortement s'opérer à l'époque précise où la précédente fausse couche a eu lieu. Il s'accompagne quelquefois d'une hémorrhagie si violente, que l'on ne peut attendre l'arrivée d'un homme de l'art.

Les signes de l'avortement sont : de violentes douleurs qui partent des reins, s'étendent sur les côtés du ventre, et vont aboutir en bas et en avant, donnant une envie continuelle d'uriner et d'aller à la selle. Elles cessent quelques momens pour reparaître aussitôt, et à chaque reprise, le sang s'échappe avec plus ou moins d'abondance. La *camomille* est propre à maîtriser tous ces symptômes, fraction quadrillionième, dose de deux grains.

C'est la *belladonne*, au contraire, qui sera administrée, si les symptômes ont la forme qui suit : une douleur compressive et tensive dans la totalité du bas-ventre, spécialement derrière le mont de Vénus. On se sent le bas-ventre comme ligaturé, ballonné ; il semble qu'un

mouvement d'effort pousse en dehors les organes génitaux, et que tous les intestins vont s'échapper, ce à quoi
il se joint une douleur violente de l'épine du dos, comme
si elle devait se rompre.

La dose du remède est d'un ou deux grains de la
fraction décillionième.

Mais si l'avortement est accompagné de saccadés
convulsives de tout le corps, auxquelles succèdent une
raideur de toutes les articulations et la perte de connaissance, tandis que le sang s'échappe avec plus ou moins
d'abondance à chaque ébranlement convulsif, on ne ba-
lancera pas pour donner la *jusquiame*, fraction trillionième, dose d'un ou deux grains.

Il est aussi un cas d'avortement où la malade est saisie
d'une crampe tonique qui raidit tout le corps, avec
perte absolue de connaissance. L'*ipécacuanha* doit être
ici préféré à la *jusquiame*, fraction billionième.

On donne le *safran* (*crocus*), lorsque les tranchées se
font sentir autour du nombril et que le sang s'échappe
au milieu de douleurs qui portent sur la matrice et le
fondement, d'une couleur noire, d'une forme caillotée,
d'une consistance visqueuse, et qu'il s'y joint des douleurs de ventre profondes qui embrassent l'épine du dos.
La dose est d'une goutte pure de la fraction millionième.

Un conseil à donner aux femmes fortes et d'un bel
embonpoint est de renoncer au *café* pendant le cours de
la grossesse, et de vaincre la trop grande constipation
par de petites doses de *naïa vomique*, prises de temps
en temps.

Ce sont autant de causes prédisposantes de l'avortement. A-t-on déjà subi cet accident, on le préviendra en donnant de trois semaines en trois semaines, à dater du commencement de la grossesse, une goutte de teinture de *sabine*, fraction octillionième.

Il est bon de savoir qu'un avortement coûte plus à la nature qu'un accouchement à terme, que les remèdes indiqués ne sont que des moyens de soulagement, et qu'il n'y a qu'un médecin expérimenté qui puisse préserver les femmes d'une récidive.

§ XX. TRANCHÉES APRÈS L'ACCOUCHEMENT.

On donne ce nom à des contractions douloureuses, tranchantes, qui, après l'accouchement, se font sentir au fond du bas-ventre. Les personnes irritables ne peuvent les éviter. Il en est de même de celles qui ont accouché plusieurs fois. C'est en allaitant l'enfant qu'elles les ressentent davantage. On ne peut les attribuer qu'à l'extrême irritabilité du système. Elles peuvent aussi reconnaître pour cause la vive sensibilité de la matrice, provoquée par les efforts, et une sorte d'état de contusion et de blessure de toutes les parties génitales. Dans leur état de simplicité, ces accidens doivent être abandonnés à la nature. Lorsqu'ils sont assez violens pour priver l'accouchée du repos et du sommeil, on leur oppose la *camomille*, fraction quadrillionième, dose de deux grains.

Le *café* est également indiqué à la fraction millionième, dose de deux grains, mais seulement lorsque l'accouchée se plaint d'éprouver une douleur incisive dans les intestins, qui lui paraît insupportable, et qui se fait sentir immédiatement après l'accouchement.

Un autre remède (l'*arnica montana*) mérite d'être employé très-souvent. Il est, comme l'on sait, le correctif des contusions et déchirures, auxquelles les organes de la génération sont si exposés dans l'œuvre de l'enfantement. Sa dose est de deux grains de la fraction billionième. J'avertis en passant le lecteur que les suites de couches seraient toujours plus heureuses, si l'on donnait à l'accouchée, immédiatement après le travail de l'enfantement, une petite dose d'*arnica*, à l'exception des cas où des accidens graves réclament un autre remède.

§ XXI. ÉPAISSISSEMENT DU VENTRE APRÈS LES COUCHES.

Lorsque les suites de couches sont heureuses, l'accouchée ne doit conserver aucune sorte d'incommodités. Il en est une cependant qui est très-commune, et que les femmes redoutent par dessus tout : c'est la grosseur du ventre, à laquelle les personnes disposées à l'embonpoint sont sujettes. Elles connaissent les bandages qui peuvent les prévenir et savent en faire usage. Elles feront bien d'ajouter à cette pratique de fréquens lavages avec un mélange de rum et de vinaigre. Si ces moyens demeuraient sans efficacité, il faudrait recourir à la *sepia*, fraction décillionième, dont on prendrait un grain.

§ XXII. AFFECTIONS HÉMORRHOÏDALES DE L'ANUS.

Ce titre indique assez qu'il n'est ici question que des symptômes extérieurs de l'affection hémorrhoïdale, dont les causes internes et le traitement ne sont point du ressort des laïcs. De semblables cures ne doivent être que l'ouvrage d'un médecin homœopathe expérimenté, et lorsque le malade sera confié à lui, il ne devra point à son insu user des remèdes que je vais indiquer, à moins que ce ne soit pour soulager momentanément la démangeaison incommode et les douleurs vives que cette maladie fait éprouver au fondement. Les symptômes les plus ordinaires de cette affection sont : une démangeaison pénible dans l'intérieur du gros intestin, ou qui a son siége dans l'anus même. Elle s'accroît pendant l'évacuation des excrémens, la marche, l'équitation, et même la session, davantage encore par l'usage des boissons échauffantes, au point de se convertir en une douleur brûlante, lancinante et mordante, et de développer à l'anus de véritables tumeurs.

Les causes prédisposantes de cette maladie sont multiples. La plupart se retrouvent dans le régime de vie que l'on a adopté, et dans la position qu'on occupe dans la société. Il est commun d'abuser des boissons spiritueuses, du vin, des bières fortes et du café. Le développement des hémorrhoïdes en est souvent la suite et le châtiment.

Les situations sociales qui condamnent à une vie sédentaire, à de longues et profondes méditations, et à rester assis et courbé, ce qui expose les organes du bas-ventre à une pression continuelle, lui donnent aussi naissance. L'habitude de la constipation, qui ne cesse que pour donner passage à des excrémens d'une grande dureté, est aussi un des élémens de cette affection.

Enfin le poids de l'enfant dans le sein de sa mère, la gêne qu'il impose à la circulation du sang dans les gros vaisseaux du bas-ventre, en déterminent la formation.

Lorsque le malade se plaint d'avoir à l'anus des tumeurs qui lui font éprouver une douleur brûlante, lancinante, qu'il a le sentiment d'un rétrécissement et d'une ligature, tant à l'intestin qu'à l'anus même, qui gêne la sortie des excrémens, qu'il s'y joint de la démangeaison et des élancemens qui répondent à la région des reins et dans l'intérieur des fesses, et qu'il ne peut faire un mouvement du tronc sans se sentir l'épine du dos brisée, jeter des cris, et être contraint de marcher et de se lever à moitié courbé, il sera soulagé par l'usage de la *noix vomique*, fraction octillionième, dose de 2 ou 3 grains.

Quelquefois ces tumeurs font éprouver une sensation constante de brûlure, entretenue par des selles diarrhéiques fréquentes ; le malade hors de lui-même demande instamment un soulagement à des douleurs insupportables. Il suffit souvent d'une goutte de la fraction quintillionième du *poivre*, pour le lui procurer. A défaut d'efficacité de ce remède, on recourra à l'*arsenic*, fraction décillionième, 1 grain ou deux. Il est indiqué à raison de la propriété qu'il possède de provoquer la brûlure à l'anus, accompagnée de selles diarrhéiques, aqueuses, et d'une chute précipitée des forces. On peut, sans contrarier l'action des remèdes internes, faire extérieurement usage du lait, des semences de coing, ou bien des petites bougies de beurre de cacao que l'on introduit dans l'intestin.

J'ai dit que les remèdes que je viens de conseiller n'étaient propres qu'à procurer un soulagement momentané. La maladie vient de plus loin, elle a de profondes racines, qui ne peuvent être extirpées que par un traitement plus ou moins long. Le *soufre* en fait les frais principaux. Il est indiqué lorsque le malade éprouve une pression sur l'anus, avec envie fréquente d'aller à la garde-robe. Ses selles sont ou dures, ou nouées, ou diarrhéiques et mêlées de sang, sans que le ténesme en soit diminué. Il continue à ressentir de la brûlure et des élancemens au fondement, du suintement des tumeurs, une pression expulsive dans l'intestin, quelquefois sa chute, et de violentes douleurs lancinantes à la colonne épinière, dont le mouvement gêné semble venir du racornissement des muscles qui la font mouvoir. La dose du *soufre* est de 2 ou 3 grains de la fraction décillionième.

§ XXIII. CONGESTIONS SANGUINES DANS LE BAS-VENTRE.

Dans cette affection, on ressent une chaleur incommode, de la douleur, de la brûlure, de la dureté, de la tension dans le bas-ventre, sans que pour cela l'estomac soit surchargé. Les personnes hypochondriaques et

hémorrhoïdaires y sont sujettes. Lorsque cette affection est ancienne, son traitement est du ressort d'un
médecin. Récente, elle admet une curation prompte et
facile. Mais il n'est aucune guérison à espérer si le malade ne se soumet franchement aux règles de la diète
homœopathique, dont l'influence est d'autant plus puissante, que presque toujours cette maladie est le résultat
et la punition des infractions aux préceptes de l'hygiène.
On ne saurait trop recommander aux malades de faire
de l'exercice en plein air, d'éviter tous les excès, spécialement dans les plaisirs de la table et de l'amour. On remédie aux incommodités que le régime n'aurait point
enlevées, telles que la douleur des reins qui gêne la station et la marche, avec la *noix vomique*, fraction octillionième. Lorsque cette affection est compliquée d'hémorrhoïdes, on suivra le traitement indiqué au chapitre des
affections hémorrhoïdales.

§ XXIV. JAUNISSE.

Cette maladie a de nombreuses causes. La plus commune est celle qu'enfante la colère; c'est la seule dont je
parlerai; on reconrra de suite à la *camomille*, fraction quadrillionième. Elle tire son nom de la couleur jaune que
prend la peau, remarquable surtout à l'œil et aux
ailes du nez. L'urine devient brune et épaisse, le ventre
serré, les selles blanches, grises et visqueuses. L'appétit
languit, la bouche est amère, la constipation réclame la
noix vomique et quelquefois la *bryone*. Si la fièvre se joignait à la maladie, la présence d'un médecin serait né-

cessaire; elle n'est pas moins indispensable, lorsque la maladie n'est qu'un symptôme d'une autre affection profonde, le plus souvent chronique.

On vient de voir que la *camomille* est spécifique dans la jaunisse; faut-il s'étonner, après cela, que l'abus qu'on en fait chez les enfans nouveau-nés leur donne cette maladie? les remèdes en sont l'*ignatia* ou la *pulsatille*, comme antidotes de la *camomille*. Ce qui resterait de la maladie après l'emploi de l'un ou de l'autre de ces médicamens, ne résistera pas au *quinquina*, fraction octillionième, dose de 2 grains.

Si l'abus que l'on fait de la *camomille* est blâmable, celui de la *rhubarbe* et de tous autres purgatifs donnés dans l'intention d'évacuer le méconium, cette matière noire et visqueuse que renferment les intestins des nouveau-nés, ne l'est pas moins. La jaunisse en est souvent résultat; on lui oppose le traitement que je viens d'indiquer. A défaut d'efficacité, on recourra au *soufre*, fraction décillionième, que l'on répétera de cinq en cinq jours.

§ XXV. DÉVOIEMENT.

On considère généralement le dévoiement comme une affection légère, et on le traite avec légèreté; on n'y attache guère plus d'importance qu'au rhume de cerveau. Cependant l'un et l'autre, négligés ou mal traités, peuvent avoir des suites très-fâcheuses. C'est ce qui arrive lorsqu'on arrête inconsidérément la diarrhée avec des substances spiritueuses échauffantes. On voit souvent

succéder une constipation opiniâtre beaucoup plus incommode, et plus dangereuse, à coup sûr, que le dévoiement. Les enfans sont fréquemment victimes de ces
pratiques incendiaires, qui convertissent une diarrhée
innocente en un dévoiement lientérique qui les jette
dans la consomption. Loin d'eux ces infusions de *camomille*, de *valériane*, de *menthe poivrée*, qui aggravent la
maladie : on n'a rien à craindre de semblable avec l'homœopathie.

Cependant les personnes que l'homœopathie a déli-
vrées de cette maladie ont de la peine à comprendre
que la cure puisse en être opérée sans évacuations.

Les craintes qu'elles montrent à cet égard sont fondées sur l'opinion que la diarrhée n'est qu'un effort salutaire de la nature, dont l'objet est de purger le ventre
des immondices qu'il renferme. Cette manière de voir
est tout-à-fait erronée. La présence de ces immondices
est rarement la cause directe du dévoiement; en d'autres
termes, elles préexistent très-peu souvent à l'apparition des évacuations. Tout au contraire, leur génération est l'ouvrage d'un désaccord des fonctions intestinales, dont le rétablissement dans leur état normal est
promptement suivi de la suppression du dévoiement.
Pour rendre cette vérité plus sensible, je prendrai pour
exemple le dévoiement qui succède immédiatement à
un refroidissement. Il n'est peut-être pas un de mes lecteurs qui n'ait eu l'occasion d'observer que la guérison
s'opère en quelques minutes par le rétablissement de
la chaleur générale et de la transpiration, sans que le

défaut d'évacuations intestinales ait causé le moindre préjudice.

Sans doute les causes productrices de cette maladie ne sont pas toutes aussi claires, aussi faciles à trouver. Mais, quelle que soit leur obscurité, leur action primitive est toujours ce désaccord dont je viens de parler. Les évacuations n'en sont que la conséquence obligée; faites cesser ce désaccord, les évacuations cesseront aussitôt. Les preuves en seront offertes dans l'exposition suivante des diverses espèces de cette maladie, où l'on verra entrer en scène des médicamens qui, sans jouir d'aucune propriété évacuante, triomphent toujours du dévoiement. Les cas d'exception à cette règle sont ceux où la diarrhée est le produit d'une autre maladie cachée derrière elle. C'est alors que les évacuations peuvent et doivent être envisagées comme un effort salutaire de la nature. Il ne faut point songer à supprimer ces évacuations avant que la maladie, à laquelle elles servent de crise, ne soit enlevée. L'œil exercé d'un médecin peut seul débrouiller cette complication.

Les enfans sont quelquefois subitement atteints de diarrhée sans qu'on puisse se rendre compte du pourquoi et du comment. Dans cette ignorance de la cause occasionelle, il faut s'en tenir aux symptômes qui accompagnent la maladie; j'exposerai donc le tableau des cas les plus ordinaires de cette maladie, en indiquant les remèdes qui conviennent le mieux aux enfans.

1. Défaut d'appétit, langue recouverte d'un enduit blanchâtre, soif, tranchées qui s'expriment par des cris,

de l'agitation, le désir d'être porté, des pleurs. L'enfant se plie en deux, ramène les jambes au ventre, qui est tendu et dur, les selles sont fréquentes, liquides, composées d'une glaire blanche, d'alimens non digérés, ayant l'odeur d'œufs gâtés. Il a les yeux cernés de bleu, des renvois, des nausées. La *camomille*, fraction quadrillionième, en est le remède.

2. Il n'est pas rare de voir les enfans qui doivent le jour à des personnes faibles, valétudinaires, et sujettes aux éruptions dartreuses, être tourmentés d'une diarrhée dont les produits sont si âcres qu'ils excorient l'anus, ses environs, les cuisses mêmes, où l'on voit éclater une éruption miliaire qui gagne toute la surface du corps. Ces petits malheureux maigrissent et tombent dans la consomption. Il en est souvent de même des enfans dont le régime alimentaire est vicieux, échauffant. Les uns et les autres peuvent être guéris par le *soufre*, fraction dix-millionième.

3. Le tableau de l'espèce suivante est du ressort du *mercure*, fraction quadrillionième.

Perte de l'appétit, odeur de l'haleine, envie de vomir, vomissement et dévoiement tout ensemble, tranchées qui arrachent des cris, causent des contorsions, efforts vains pour évacuer, sueur froide et générale, tremblement; les matières qui peuvent sortir sont vertes, aqueuses, glaireuses, quelquefois teintes de sang. Le malade est, à chaque évacuation, comme épuisé et d'une grande faiblesse.

4. Lorsqu'il y a pâleur de la face, cercle bleuâtre

autour des yeux, une faiblesse générale qui porte à se coucher, du froid, des criailleries et de la colère à tout propos, de la somnolence, de violentes tranchées pendant lesquelles l'enfant s'agite, se tord, se jette de côté et d'autre, rendant beaucoup de salive, qu'il a le ventre tendu, de fréquentes envies d'aller à la selle, sans pouvoir rien évacuer, ou n'évacuant que des matières d'un jaune citron, avec violentes douleurs de l'intestin, l'*ipécacuanha* et la *rhubarbe* sont les remèdes de cette espèce de diarrhée. On commence par le premier de ces remèdes, qu'il faut répéter jusqu'à trois fois, de trois en trois heures. Le second succède lorsque les accidens sont calmés, et termine la guérison. La dose de l'*ipécacuanha* est la goutte pure de la fraction millionième. Celle de la *rhubarbe*, fraction trillionième.

5. Le dévoiement qui succède à des émotions qui secouent et ébranlent fortement l'organisme, fussent-elles même le produit de la joie, et celui qui éclate immédiatement après le refroidissement du corps fortement échauffé, cèdent le plus souvent à la fraction billionième de l'*opium*, si elle est administrée à l'invasion même de la maladie; lorsqu'il se sera écoulé trop de temps pour que l'on puisse donner ce remède, on recourra à la *camomille*, ou à la *pulsatille*, fraction quadrillionième, pour l'un et l'autre remède.

6. Lorsqu'à la suite d'un refroidissement on éprouve une douleur de crampe dans le ventre, suivie de devoiement, avec une douleur brûlante à l'anus, comme celle produite par une matière âcre, et que les selles sont fré-

quentes, liquides, de couleur brune, ne sortant qu'avec des tranchées, des renvois, des grouillemens dans le bas-ventre et le sentiment d'une grande faiblesse, on opposera à ces accidens le *quinquina*, fraction quadrillionième.

Il est une diarrhée, suite de refroidissement, qui ne s'accompagne d'aucune douleur, et ne se compose que d'évacuations fréquentes et aqueuses. Pour la guérir, il faut employer la *dulcamara*, fraction octillionième.

7. Des douleurs d'une telle violence que le malade ne sait que devenir, courant çà et là, avec un sentiment de vide de tout le ventre, un mouvement continuel dans cette cavité, des yeux cernés de bleu, nausées, vomissemens, la sensation d'une grosse boule logée dans un des côtés du ventre, des selles aqueuses, glaireuses, ayant l'odeur d'œufs pourris, demandent la *camomille*, fraction quadrillionième.

8. Le refroidissement causé par la fraîcheur du soir débute par des pincemens au creux de l'estomac, des grouillemens et de la nausée, comme si le dévoiement devait s'établir; il y a des tranchées dans le bas-ventre, où l'on sent du froid, du dégoût, du tremblement, des frissons; on sent bientôt le besoin d'aller à la garde-robe qui se répète souvent et n'est suivi d'aucune évacuation. Enfin des matières liquides, vertes et abondantes, s'échappent, affaiblissent le malade jusqu'à la défaillance. Le *mercure*, fraction quadrillionième, est le spécifique de cette espèce de dévoiement.

9. La diarrhée provoquée par le dérangement de l'es-

tomac, dont la digestion est vicieuse, trouve souvent son remède dans le *café*, pour les personnes qui n'ont pas l'habitude de cette boisson; pour les autres, dans la *pulsatille*, fraction quintillionième. Ce remède est spécialement indiqué, lorsque l'estomac a été vicié par la viande de porc, le beurre trop roussi et la graisse rance. Le dévoiement produit par cette cause est accompagné de défaut d'appétit, de goût pâteux à la bouche, de mauvaise haleine, de renvois brûlans et amers; les viandes ont un goût de pourriture, le pain paraît aigre; il y a des nausées, du frisson, le soir surtout, du vomissement, principalement la nuit, suivi d'une sensation brûlante à la gorge; les vents s'accumulent dans le bas-ventre, toujours davantage la nuit; on rend par le bas des matières glaireuses d'un blanc jaune, d'autres fois verdâtres, avec douleur au ventre et morsure à l'anus.

10. La colère peut donner lieu au dévoiement; quand il procède de cette cause, le malade vomit de la bile verte, a des renvois amers, une amertume continuelle à la bouche; de la plénitude au creux de l'estomac, une lassitude générale, de la rougeur aux joues, une douleur compressive à la tête, et de fréquentes évacuations de matières aqueuses, verdâtres, brûlantes et d'une odeur infecte. Deux grains de la fraction quadrillionième de *camomille* en sont le remède assuré.

§ XXVI. CHOLÉRA-MORBUS.

S'il est une maladie dangereuse dans sa terminaison, rapide dans sa marche, et qui réclame un prompt secours, c'est le *choléra*. La différence de quelques heures dans l'arrivée de ce secours, est celle de la vie à la mort. J'ai cru ne pouvoir me dispenser d'en faire une exacte description et d'indiquer les remèdes qui conviennent à son début, auquel il est rare que le médecin puisse assister.

Des vomissemens et évacuations alvines qui sont ou simultanés, ou se succédant souvent et promptement, accompagnés de douleurs dans l'estomac et les intestins, forment la physionomie essentielle et caractéristique du *choléra*. Les symptômes avant-coureurs de cette maladie, qui précèdent son invasion de quelques heures seulement, sont les suivans :

Abattement, mal de cœur, flatuosités, renvois amers ou acides, de mauvaise odeur, poids à l'estomac, sentiment de plénitude et d'anxiété à cette région, afflux de salive à la bouche, émission d'urine brûlante, trouble, épaisse et fétide.

A l'arrivée des évacuations par haut et par bas, aggravation de tous ces symptômes. Le malade éprouve une anxiété précordiale extrême ; le ventre est très-douloureux, la soif violente ; la chaleur interne est brûlante, la surface du corps glacée, le pouls petit, concentré, irrégulier. Les évacuations entraînent les alimens, les boissons, puis des liquides bilieux diversement colorés, beaucoup de glaires, et quelquefois du sang. Les vomissemens et les selles se succèdent si rapidement que l'on peut compter jusqu'à trente évacuations dans l'espace de quelques heures. Les forces tombent visiblement, le pouls devient insensible, la face pâle et défigurée, les ongles bleus, le corps se couvre d'une sueur froide; arrivent les crampes en diverses parties, à la gorge, au diaphragme, aux bras, aux jambes, le délire, et la mort dans les premier, deuxième, troisième, quatrième jours au plus tard; elle est ou apoplectique, ou l'effet d'une inflammation de l'estomac et des intestins, promptement suivie de la gangrène de ces organes.

Dans nos climats tempérés, le malade est sauvé à la faveur des sueurs et des urines critiques, selon l'expression médicale. La maladie laisse celui qu'elle n'a pas emporté sujet au dévoiement, à la constipation, aux crampes d'estomac, à celles de la vessie, aux coliques, aux digestions difficiles.

On est prédisposé à cette maladie lorsqu'on a l'estomac et les intestins naturellement faibles et irritables, l'habitude des vomissemens et du dévoiement, des congestions dans le bas-ventre, au foie, à la rate. La dentition est chez les enfans une prédisposition prochaine.

Les causes occasionelles de son développement sont toutes les fautes de régime. Il faut soigneusement éviter les boissons froides et acides, la bière non fermentée, les fruits rafraîchissans, tels que le melon, la pêche, le concombre, les émétiques, les purgatifs, les fortes émotions de l'âme, la colère, le chagrin, l'épouvante, et se préserver du refroidissement, qui reporte l'humeur de la transpiration au dedans. Un accès de goutte, un accès hémorrhoïdal contrariés, une fontanelle supprimée, d'anciens ulcères séchés, prédisposent également à la maladie.

L'expérience a prouvé que les personnes adonnées aux boissons spiritueuses en sont les premières victimes.

Il est important de bien distinguer les avant-coureurs du choléra, du choléra lui-même.

Lorsque les évacuations ne sont point encore établies, le traitement est purement préservatif. Cette période est, à proprement parler, celle de l'incubation. J'ai toujours prévenu, quand j'ai été appelé à propos, le développement de la maladie avec le *camphre*, en friction et pris intérieurement. On frottera donc le malade avec de l'esprit de vin camphré, et de cinq en cinq minutes on lui donnera quelques gouttes de cet esprit dans une cuillerée à café d'eau tiède. On administrera des lavemens avec le même esprit; on aura l'attention de n'employer qu'une tasse d'eau tiède pour une cuillerée à café d'esprit de vin. Enfin on mettra du *camphre* en évaporation sur une pêle chaude, pour en saturer l'atmosphère de l'appartement. Le *camphre* étant spécifique dans cette première période de la maladie, on l'introduit de cette manière dans l'organisme par toutes ses portes.

La seconde période, caractérisée par le vomissement et les selles diarrhéiques, réclame l'*ipécacuanha*, dont on doit donner la millionième fraction, et la répéter toutes les heures. Elle serait rendue au malade immédiatement après qu'il l'aurait vomie. Si ce remède demeurait sans effet, ou recourrait à l'*ellébore* (*veratrum album*), fraction quadrillionième, dont on donnerait deux ou trois grains. Si l'*ellébore* est vomi, on le rendra de suite au malade. On le répétera au bout d'une heure, si la première dose reste sans effet ; en cas d'amélioration, on laissera le malade sous l'influence salutaire du remède, qui ne sera répété que lorsque cette amélioration s'arrêtera.

Il arrive fréquemment que le choléra signale son invasion par les symptômes suivans : perte subite des forces, angoisse extrême, soif violente, inextinguible, évacuations supérieures et inférieures presque non interrompues, mêlées de sang et accompagnées de violentes douleurs de ventre. L'*arsenic* est ici le remède spécifique, fraction décillionième, dose de deux grains, que l'on répète immédiatement, si le malade l'a vomie ; on étanche la soif avec de la glace pilée, que l'on fait garder dans la bouche sans l'avaler. Cette pratique m'a toujours réussi.

Enfin lorsque les crampes s'emparent des membres de la poitrine, ce qui menace le malade d'étouffement ou d'apoplexie, on emploie le *cuivre (cuprum)*, fraction quadrillionième, dose de deux grains, que l'on répète comme on a fait du remède précédent. Tel est le procédé que j'ai suivi à Breslau, pendant le règne de l'épidémie, où sur dix-sept malades je n'en ai perdu que deux, auprès desquels je n'ai été appelé qu'au moment de leur mort. On s'étonnera peut-être du petit nombre de malades que j'ai eus à soigner ; je le dois sans doute à l'emploi de l'*ellébore* comme moyen préservatif. Quelques centaines d'individus, instruits de mes succès, me demandèrent des conseils ; ils consistaient à régler leur régime de vie, et à leur faire prendre tous les quatre jours un décillionième d'*ellébore*. Ils traversèrent l'épidémie et restèrent invulnérables,

§ XXVII. DE LA DYSENTERIE.

Sans être aussi rapide dans son cours, aussi mortelle dans sa terminaison, cette maladie ne laisse pas de faire, tous les ans, en été et en automne, de nombreuses victimes.

Ses causes prédisposantes sont la débilité des organes de la digestion, causée et entretenue par les sueurs abondantes, que provoquent l'extrême chaleur de l'atmosphère, et l'abus des fruits et des boissons rafraîchissantes que semble réclamer la soif. Pendant les ardeurs de la canicule, la bile abonde et s'exalte. Cette humeur acquiert un caractère acrimonieux qui frappe les organes d'irritation. Qu'un refroidissement arrive, qu'il soit le résultat d'une intranspiration, ou des boissons glacées prises lorsque le corps ruisselle de sueur, c'est sur les organes du bas-ventre, relativement plus faibles, que se jette le flot des humeurs; la bile y mêle son acrimonie, et bientôt l'inflammation de la membrane muqueuse des intestins en est le résultat.

Elle s'accompagne des symptômes suivans : douleurs tranchantes à la région du nombril, envies fréquentes et violentes d'aller à la garde-robe, selles d'abord excrémentitielles, puis glaireuses, ressemblant à du pus, d'autres fois téintes de sang. La maladie prend-elle un degré de plus de gravité, le tenesme est continuel, sans qu'on puisse rien rendre. A ces symptômes viennent se réunir

le ténesme de la vessie, les nausées, l'angoisse et la défaillance. Le pouls est fébrile, mais concentré. Le traitement de cette maladie doit commencer par l'*aconit*,
fraction décillionième, deux ou trois grains. Dès que
l'inflammation est calmée, on passe au *mercure sublimé*,
véritable spécifique de la dysenterie; sa dose est la fraction quintillionième.

A-t-on remarqué que les selles sont uniquement glaireuses, revenant en plus grand nombre la nuit que le
jour, on donnera la préférence à la *pulsatille*, spécialement indiquée lorsque la maladie vient des excès dans le
boire et dans le manger, tandis que la *dulcamara* convient mieux quand la cause visible de la maladie procède
d'un refroidissement. La *pulsatille* se prend à la fraction quadrillionième, et la *dulcamara* à l'octillionième.
On remarquera que les selles du malade s'épaississent
dès que la dysenterie entre en voie de guérison. Alors
s'il reste encore du ténesme, des épreintes, avant ou
après les selles, on donnera la *rhubarbe*, fraction centième.

Je redirai ici ce qui a été déjà tant de fois répété, que
cette maladie est trop grave pour que le traitement en
soit confié à tout autre qu'à un homme de l'art. Ce n'est
que dans l'impossibilité de recevoir sa visite, ou lorsqu'il doit être attendu long-temps, que les laïcs peuvent
se permettre l'application des préceptes que je viens de
donner.

§ XXVIII. INFLAMMATION DU VENTRE.

Le titre de ce chapitre indique assez qu'il ne peut entrer dans mes intentions de livrer le traitement de cette maladie à d'autres qu'à des hommes de l'art. J'en décrirai néanmoins les principaux symptômes, ne fût-ce que pour instruire le lecteur des signes auxquels on peut la reconnaître, et l'avertir de la nécessité d'appeler en toute diligence un médecin.

Dans l'inflammation du ventre, il est une région de cette cavité plus ou moins étendue, affectée d'une douleur vive, qu'aggravent le toucher, le mouvement, le moindre ébranlement, comme par exemple la toux, l'éternument, et où l'on remarque de la tension et du gonflement. Les symptômes en sont diversifiés suivant le siége, le degré de l'inflammation et de la fièvre qui l'accompagne.

Ce sont des crampes, de l'agitation, de l'anxiété, de la constipation, du ténesme, des renvois, des vomissemens, de la colique, du ballonnement du ventre, du froid aux membres, une faiblesse profonde, de la défaillance, de l'amaigrissement, du désespoir. A ces symptômes se joignent un défaut d'éclat des yeux, le tremblement de la langue, un pouls petit, concentré, et une fièvre plus ou moins vive. Ces accidens sont plus ou moins intenses, selon qu'ils appartiennent à tel ou tel organe renfermé dans la cavité. En présence de cet appareil symptomatique, on n'a rien de mieux à faire, en attendant l'arrivée d'un médecin, que de donner au malade une dose d'*aconit*, deux grains de la fraction octillionième, et de la répéter au bout de six ou huit heures ; lorsque ce remède est donné à temps, il se peut que le médecin trouve à son arrivée le malade guéri.

§ XXIX. DU TÆNIA, VER SOLITAIRE.

La plupart des symptômes de la présence des vers dans les organes de la digestion sont nécessairement originaires du ventre, que les personnes vermineuses ont habituellement dur et gonflé. Ce sont des douleurs de ventre très-vives, des grouillemens, un afflux de salive à la bouche, des nausées, des vomissemens ; tantôt une faim canine, tantôt un manque total d'appétit.

Le lecteur voudra bien se reporter au chapitre des troubles de l'estomac, s'il veut connaître les moyens de corriger la disposition vermineuse. Il n'est ici question que du tænia.

Il est difficile d'obtenir la certitude de la présence du ver solitaire dans les intestins, lorsque l'on n'en a point rendu quelques fragmens. On soupçonne sa présence aux signes suivans : un mouvement dans les intestins, semblable à celui des vagues. Il semble que quelque chose se rétrécit et se resserre, pour former un peloton qui reste immobile ; le malade a des vertiges, éprouve quelque chose de semblable à l'ivresse, du fourmillement, de la démangeaison aux pieds et aux mains. Le ver, source de ces symptômes, a quelquefois une longueur de trente pieds ; sa largeur est de six lignes, et sa couleur à peu près blanche. Sa tête est allongée, pour-

vue de deux empreintes ou fossettes ; l'espace qui sépare
sa tête de son cou est le plus souvent visiblement dessiné
par un sillon. Le cou a quelquefois plusieurs pieds de
longueur, et la forme d'un fil, avant de se perdre dans le
corps. Les anneaux dont ce ver se compose, sont ordinairement plus larges que longs. On calme, dans la plupart des cas, les accidens causés par sa présence dans
les intestins, avec une goutte de la fraction trillionième
de la teinture de *filix mas*, que l'on répète toutes les
fois que les symptômes ci-dessus décrits se réveillent.

Je conseille aux malades que ne soulagerait point ce
remède, de consulter un médecin. Les remèdes propres
à expulser le tænia sont trop héroïques, pour qu'on
puisse sans danger en confier l'administration à d'autres
qu'aux hommes de l'art.

CHAPITRE III.

MALADIES DES ORGANES DE LA RESPIRATION.

---

§ Ier. ENCHIFRENEMENT.

Cette indisposition se présente sous trois formes différentes, chacune desquelles demande un remède spécial.

La première offre les symptômes suivans : sécheresse de la bouche, chaleur à la face; le soir, rougeur brûlante des joues, démangeaisons dans l'intérieur du nez, où il existe une sensibilité douloureuse; la nuit, les narines sont sèches, le jour elles coulent; la tête est prise, avec douleur et chaleur, les membres sont brisés, il y a de la mauvaise humeur, de la colère même. La *noix vomique* en est le remède, fraction octillionième pour les adultes, décillionième pour les enfans.

Dans la seconde forme, picotemens dans l'intérieur du nez, comme si l'on avait pris du tabac très-fin; éternumens violens, perte de l'odorat; on mouche du sang et des flegmes fétides; le nez coule, les narines sont douloureuses, écorchées, les yeux ne peuvent supporter la lumière, la tête est douloureuse, le sommeil agité, on éprouve des frissons, de la tristesse, qui va jusqu'aux larmes, la voix est rauque. La *pulsatille* fait cesser tous ces accidens, fraction quadrillionième pour les adultes, sextillionième pour les enfans.

La troisième et dernière forme est caractérisée par l'écoulement des narines, qui sont ulcérées, le gonflement inflammatoire des lèvres, qui se fendent et s'exfolient, la somnolence, une douleur étourdissante de la tête, la rougeur d'une joue, la pâleur de l'autre, des frissons et une soif vive. Le remède est la *camomille*, fraction quadrillionième pour les adultes, sextillionième pour les enfans. Chez ces derniers, ce remède est souverain, surtout lorsque l'enchifrenement est dû à un refroidissement.

Le lecteur trouvera au chapitre du catarrhe nasal le traitement de l'enchifrenement compliqué avec de la fièvre.

§ II. DE LA TOUX.

Il n'est rien de plus varié que la toux, ou rhume de poitrine. Son traitement exige divers remèdes. Entre toutes ses nombreuses espèces, je ne décrirai que les plus communes. La plus simple de toutes est celle qui s'accompagne des symptômes suivans : une sensation d'engorgement au gosier, avec chatouillement au palais, qui porte à tousser ; la toux est sèche, continue ; chacun de ses accès répond à la tête, au ventre et dans les membres, qui sont brisés. C'est vers quatre ou cinq heures du matin qu'elle tourmente le plus. La nuit, la respiration en est gênée , quelque chose semble peser sur la poitrine, on éprouve de la chaleur, et l'enchifrenement s'y joint, avec toutes ses incommodités. L'octillionième fraction de la *noix vomique* pour les adultes, la décillionième pour les enfans, en sont le remède assuré.

Mais lorsque la toux est forte et sèche, même dans le sommeil, provoquée par une titillation continuelle dans le canal de l'air, et qu'il semble, en toussant, que quelque chose remonte dans le cou, qui menace d'étouffement, alors c'est à la *camomille* qu'il faut recourir, quadrillionième fraction, surtout chez les enfans et lorsque la toux est le produit des affections de l'âme, principalement de la colère.

La troisième forme est celle où la toux, d'abord sèche pendant une demi-journée, expulse ensuite pendant plusieurs jours une matière glaireuse, quelquefois mêlée de sang. Le matin la poitrine est oppressée, on tousse et on expectore des flegmes jaunes et d'un goût salé, même amer, qui produit le dégoût. Le bas-ventre est douloureusement affecté des secousses de la toux, et les canaux de l'air engorgés. La *pulsatille* convient dans cette troisième espèce de toux, fraction quadrillionième.

La quatrième forme se reconnaît à une toux sèche et fréquente, qui tourmente davantage la nuit que le jour, et que l'on fait cesser en se levant, ce qui oblige le malade de se lever à chaque instant, pour en diminuer la violence. Cette toux, entretenue par un chatouillement continuel dans le canal de l'air, a un caractère spasmodique et convulsif. La *jusquiame* la guérit d'une manière aussi sûre que prompte, fraction trillionième pour les adultes, quadrillionième pour les enfans.

La toux secouante qui gêne la respiration, expulse des flegmes d'une saveur désagréable, entretenue par une titillation de la gorge qui en est resserrée, qui fait éprouver une sensation de blessure à la poitrine, et s'aggrave à l'air frais, qui répond à la tête et à l'estomac, couvre le front de sueur, s'accompagne de la courte haleine, et soulève l'estomac jusqu'à produire le vomissement, trouve son remède dans l'*ipecacuanha*, fraction billionième, répétée de deux en deux ou de trois en trois heures.

Une sixième espèce de toux, qui a beaucoup de ressemblance avec la coqueluche, ébranle tout le corps, permet à peine de respirer, a son siége dans la partie supérieure du canal de l'air, où l'on ressent un chatouillement insupportable. On n'expectore rien. C'est vers minuit qu'elle tourmente le plus. On lui oppose la *belladonne*, fraction décillionième, un grain. Enfin, lorsqu'on sera atteint d'une toux à la suite de laquelle la poitrine est comme déchirée, dont les accès ont de la durée, mais dont les secousses sont courtes et laissent après elles une sensation de brûlure dans la poitrine, elle touche de près à l'inflammation, surtout chez les personnes d'une constitution sanguine et irritable, et réclame l'*aconit*, fraction octillionième, qu'il faut répéter de quatre en quatre ou de six en six heures, pour faire tomber tous les accidens.

§ III. INFLAMMATION DE POITRINE.

C'est toujours subitement que débute cette maladie, et ses progrès sont si rapides, qu'on ne saurait appeler trop tôt les secours d'un médecin. Mais jusqu'à son arrivée, il peut se passer assez de temps pour mettre le malade en danger. Il est donc important que celui - ci sache ce qu'on peut faire pour conjurer le péril auquel cette grave maladie expose.

Les signes caractéristiques de l'inflammation des poumons sont les suivans : une respiration accélérée, interrompue, mêlée de soupirs et de sifflemens. La poitrine se soulève orageusement, avec efforts ; le malade y ressent une douleur fixe et constante, tantôt tranchante, brûlante et lancinante, tantôt sourde, comprimante, accompagnée d'oppression et d'angoisse. L'inspiration l'aggrave, ainsi que le mouvement que l'on fait pour se retourner dans son lit, ou s'y asseoir. La toux semble déchirer le point souffrant. Elle est ou rare et courte, ou fréquente, continue et spasmodique, presque toujours sèche au début de la maladie, quelquefois cependant suivie de l'expectoration d'un sang fleuri, écumeux. Il se joint à tous ces symptômes une chaleur sèche, brûlante, de la peau, de violentes palpitations de cœur, du gonflement, de la rougeur à la face ; l'urine est rouge, la soif vive, et la constipation opiniâtre.

Aucun remède n'est plus propre à arrêter les progrès du mal que l'*aconit*, dont on donnera deux ou trois grains de la fraction octillionième. L'action salutaire de ce remède est, dans quelque cas , si remarquable, qu'en moins de deux ou trois heures , le malade est hors de tout danger. Mais cette confiance ne doit point faire négliger le conseil que j'ai donné d'appeler un médecin expérimenté sans le moindre délai.

§ IV. POINT DE CÔTÉ.

Tel est le nom vulgaire donné à une douleur lancinante, plus ou moins vive, qui saisit un des côtés de la poitrine , et rend la respiration difficile et douloureuse. Le malade éprouve du soulagement en se serrant les côtés, mais il ne peut être couché long-temps sur le côté souffrant. Le point de côté est quelquefois accompagné d'une toux courte et sèche, et toujours d'une chaleur plus ou moins forte. Cette maladie attaque facilement et promptement lorsque règnent les vents du nord et de l'est.

Comme le point de côté ne diffère de l'inflammation des poumons que par le siége et le degré de la maladie, on lui oppose le même remède, mais avec un succès qui semble tenir du miracle. Les conditions de cette cure sont rigoureuses. Elles consistent à tenir le malade dans une atmosphère fraîche, et à éviter toute influence médicinale, celle des acides végétaux surtout. Il est rare qu'on soit obligé de répéter le remède , ce qu'il ne faudrait faire qu'au bout de trente-six ou quarante-huit heures.

§ V. ÉBRANLEMENT DE LA POITRINE.

Il arrive fréquemment qu'à la suite d'une chute, d'un coup, du port d'un fardeau pesant, comme aussi après une lutte, avoir grimpé sur un arbre et autres causes, on éprouve une douleur dans la poitrine, à laquelle se joint la fièvre, le crachement de sang, lequel accident négligé, selon la coutume, conduit à la phthisie pulmonaire, tandis que les moyens simples que je vais indiquer peuvent prévenir cette funeste terminaison.

Lorsqu'après un effort quelconque il est un point de la poitrine qui devient douloureux, et d'une douleur qui ressemble à celle d'un abcès où se prépare de la suppuration, et qu'on ressent des battemens avec chaleur dans cette région, et de la fièvre composée d'alternatives de froid et de chaud, avec exacerbation vers le soir, insomnie et chaleur générale pendant la nuit, qui se termine par de la sueur le matin, le tout sans soif, mais avec un toussotement court et sec qui aggrave la douleur pectorale, l'*arnica*, fraction millionième, est de la plus grande efficacité, et, à défaut de succès de ce remède, on donnera la *pulsatille*, fraction quadrillionième. Mais il peut se faire que ces deux remèdes n'enlèvent que la douleur et la fièvre, et qu'il leur succède une toux avec expectoration de phlegmes épais et jaunes, quelquefois mêlés de stries sanguinolentes qui menacent de durée. Alors c'est le *mercure*, fraction quadrillionième, qu'il faut administrer ; si la matière de l'expectoration était d'une saveur douce, et qu'il s'y joignît de l'oppression de poitrine, on donnerait la *noix vomique*, fraction octillionième, dose de 2 grains.

Enfin les symptômes peuvent avoir la forme suivante : douleur dans la région de la poitrine qui a été meurtrie, telle qu'on ne peut respirer profondément, éternuer et rire, sans aggravation du mal ; élancemens dans la poitrine, où l'on éprouve un sentiment de plénitude, comme s'il s'y était amassé beaucoup de sang; crachement de sang, oppression, chaleur sèche pendant la nuit, sommeil agité, réveils en sursaut et d'épouvante. Cette forme réclame impérieusement l'*arnica*, fraction billionième, dose de 3 grains.

Cette maladie, bien que réellement guérie, laisse souvent après elle une sensibilité exaltée dans les poumons, et de la tendance à une toux sèche et courte qui gêne plus ou moins la respiration. S'il s'y joint le manque d'appétit, la pâleur de la face, un sommeil inquiet, on donnera le *quinquina*, fraction octillionième.

§ VI. DE LA COQUELUCHE.

Voici une maladie dont on songe rarement à confier le traitement au médecin. Elle est assez rare et n'attaque jamais deux fois le même sujet. Elle est plus familière aux enfans qu'aux adultes ; son invasion est fallacieuse. Elle paraît n'être qu'un rhume ordinaire, qui, dans l'espace de quelques jours, se fait remarquer par le ton sonore et tranchant de la toux. Enfin viennent les paroxysmes de la toux convulsive, qui s'annoncent par une agitation intérieure, des mouvemens désordonnés, de l'angoisse , qui fait que l'enfant se tient fortement à quelque chose , ou bien il éprouve des éternumens, des bâillemens , de la titillation , du resserrement dans le canal de l'air.

La toux a , dans cette maladie, un caractère tout particulier. Elle est composée de plusieurs expirations courtes et saccadées, avec ébranlement. Le malade ne peut inspirer l'air parfaitement. Quelques secondes plus tard, il se fait enfin une inspiration longue, profonde, sifflante et retentissante, qui a quelque ressemblance avec la voix de l'âne. Ces accès se répètent jusqu'à trois , six et huit fois, et durent quelques minutes. L'œil le moins clairvoyant ne peut confondre cette toux avec celle de tout autre rhume. Lorsque le paroxysme a quelque durée , l'enfant courbe la tête , qu'il appuie ainsi que les mains contre quelque chose , et reste immobile , montrant une face rouge-bleue; il rend quelquefois du sang par le nez et par la bouche. L'accès se termine ordinairement par l'expectoration d'une glaire écumeuse , des vomissemens de phlegmes et d'alimens qui ramènent le calme.

Pour qui donnera de l'attention au début de cette maladie, il sera facile de l'étouffer dans son germe , en lui appliquant le traitement indiqué aux chapitres du catarrhe, du rhume de cerveau , et de la fièvre catarrhale.

Mais si le rhume a pris le caractère de la toux convulsive , il faut administrer incontinent le *drosera*, 1 , 2 ou 3 grains de la fraction décillionième , qui terminera là maladie dans l'espace de huit ou neuf jours. L'expérience a prouvé que ce remède doit être répété de quatre en quatre jours, pour avoir son plein effet. S'il arrivait qu'il manquât la guérison, il faudrait en conclure qu'il existe quelque complication de la coqueluche avec une autre maladie, qu'un médecin peut seul découvrir.

§ VII. CONGESTIONS SANGUINES DE LA POITRINE.

Lorsque l'ascension du sang vers la poitrine reconnaît les mêmes causes que les congestions sanguines vers la tête, on la combat avec la *noix vomique*. Les signes suivans la caractérisent :

Palpitations de cœur, respiration courte et sifflante, oppression, angoisse. On ne saurait remédier trop tôt à cet accident, dont les fréquentes récidives peuvent donner lieu à la formation des crampes de la poitrine.

Lorsque la *noix vomique* reste sans efficacité, et que les symptômes ont la forme que je vais décrire, on emploiera la *belladonne* : grande gêne de la respiration, accompagnée d'une toux constante et courte, qui ôte tout repos; inquiétude, agitation, angoisse, battemens violens et précipités du cœur, comme dans la crampe de cet organe, chaleur brûlante, soif vive; le sang semble également monter à la tête. Si la constipation est réunie à ces symptômes, on accélérera la guérison en joignant aux remèdes internes l'usage d'un lavement simple et non médicinal; l'eau et l'huile en formeront toute la composition.

Les remèdes conseillés dans les congestions cérébrales

trouvent ici leur application, lorsqu'il y a identité de causes occasionelles de la maladie. Voyez le chapitre des congestions sanguines vers la tête.

§ VIII. CRAMPE DE POITRINE.

Une foule de causes diverses peut déterminer le développement de cette maladie, sans qu'on puisse prévoir ni prévenir leurs effets. Elle attaque brusquement, tantôt avec le caractère d'une affection aiguë et de peu de durée, tantôt sous la forme d'une maladie chronique. C'est de cette dernière qu'il est ici question. Bien qu'elle ne menace point la vie, les angoisses qu'elle cause méritent qu'on la prenne en considération. Les hommes attaqués de l'hypochondrie, les femmes hystériques, et généralement les personnes douées d'une excessive sensibilité, ont une disposition prochaine à cette maladie. On la reconnaît aux symptômes suivans :

Resserrement subit du canal de l'air, semblable à celui que fait éprouver la vapeur du soufre ; la poitrine se rétrécit tellement, qu'on ne respire qu'avec peine et d'une manière interrompue. On a de l'inquiétude, de l'angoisse, de la chaleur, des sueurs.

L'*aconit*, fraction octillionième, est le remède par lequel on commence le traitement. S'il ne complète pas la guérison, on lui fera succéder, après trente-six heures ou quarante-huit heures, le *musc*, fraction millionième, dose de 2 grains. Mais on donnera de préférence la *noix vomique* aux personnes robustes, chez lesquelles le sang domine, ainsi que la violence et la colère, tandis

que la *pulsatille* convient mieux à celles qui se distin-
guent par la délicatesse du tempérament et la douceur
du caractère. Pour le premier remède, fraction octillionième, pour le second, quadrillionième.

Un accès de colère, un chagrin subit, peuvent donner naissance à cette maladie, qui alors s'accompagne
des symptômes suivans : on se sent le cœur serré, la
poitrine oppressée, la respiration difficile, un resserrement du cou avec un toussotement continuel, la colère
s'exhale en plaintes, en cris, en menaces. La *camomille*
en est le spécifique assuré. L'*ignatia* convient mieux
aux personnes qui, joignant la discrétion à leurs mouvemens colériques, cachent ces derniers et renferment
leur chagrin en elles-mêmes. La dose est la fraction quadrillionième pour l'un et l'autre remède.

Le magnétisme animal est d'un merveilleux secours,
lorsque le paroxysme menace la vie (1). On fera bien
de l'appliquer avant tout autre remède. L'accès terminé, on fera usage de ceux indiqués ; l'action ne manquera pas de réveiller le mal, mais d'en prévenir le
retour.

Il est une autre espèce de crampe qui s'accompagne

----

(1) Voyez *Du magnétisme animal en France, et des jugemens qu'en
ont portés les sociétés savantes, suivi de considérations sur l'apparition
de l'extase dans les traitemens magnétiques*, par A. Bertrand, Paris,
1826, in-8°. — Rapports et discussions à l'Académie royale de
médecine sur le magnétisme animal, avec des notes, par le docteur Foissac, Paris, 1832, in-8°.

de vertiges et d'un sentiment de faiblesse dans la tête, lorsque l'on est couché, et que l'on peut soulager en s'asseyant dans son lit. L'oppression de poitrine ne paraît que le soir, avec envie de dormir, envie que la crampe ne permet pas de satisfaire. On se sent la poitrine contractée, des palpitations de cœur, avec fermentation du sang, chaleur inconnue. Veut-on inspirer profondément, quelque chose au fond de la poitrine semble s'y opposer et empêcher la poitrine de se dilater. Cette espèce est du ressort de la *pulsatille*, fraction sextillionième.

La suivante réclame l'*ipécacuanha*; j'invite le lecteur à y donner la plus grande attention. Elle est aussi effrayante que dangereuse. On la reconnaîtra aux symptômes suivans : resserrement spasmodique de la poitrine; la respiration est sifflante, la face pâle; on inspire un peu d'air avec anxiété, on craint d'étouffer; froid des pieds et des mains, la poitrine râle, comme si elle était remplie de glaires qui montent et descendent avec l'air qu'on inspire et qu'on expire; il paraît au malade qu'il est plongé dans une poussière épaisse. La dose du remède est de 2 grains de la fraction billionième, que l'on répète de deux en deux heures, eu égard à la courte durée d'action de l'*ipécacuanha*. On se contentera de faire flairer ce remède aux femmes et aux enfans, à raison de leur plus grande susceptibilité pour les influences médicinales.

Rien n'est plus commun que de voir les enfans saisis subitement la nuit de la crampe de poitrine. Le danger qu'ils courent est trop imminent pour qu'on puisse se passer d'un médecin. Cependant, comme la mort peut précéder son arrivée, on se hâtera de leur appliquer le mesmérisme, au début même du paroxysme, qui se montre sous la forme suivante :

L'enfant s'éveille en sursaut, saisi d'angoisse, avec une respiration creuse et sonore; il tousse sèchement, est privé d'air et jette des cris que lui arrache la crainte d'étouffer. Le mesmérisme ne manque pas de calmer l'accès, l'enfant se rendort et le médecin a le temps d'arriver. Ne vînt-il pas, on donnerait au malade une goutte pure de la teinture de *sureau*.

§ IX. DU CAUCHEMAR.

On donne ce nom à un accident qui n'attaque l'homme que dans le sommeil, et lorsqu'il est couché sur le dos, qu'il a l'estomac plein, ou que le sang domine dans sa constitution. Bien que ce soit en dormant qu'on en est saisi, on ne dort néanmoins pas complétement. Ce n'est qu'un demi-sommeil, où le sens interne aperçoit que ses souffrances sont imaginaires. Cependant il est hors d'état de sortir de cette situation par la force de sa volonté. Il ne peut remuer dans son lit, encore moins se lever, pas même proférer un cri.

C'est presque toujours dans le premier sommeil, au milieu d'un rêve, que saisit le cauchemar. On croit voir quelque bête s'approcher, sauter sur soi, ce qui donne le sentiment d'un poids qui pèse sur la poitrine, la resserre et menace d'étouffement. L'accès est d'une courte durée; cependant quelquefois il peut durer jusqu'à une ou deux heures, et se répéter en une seule nuit. Au réveil, qui est subit, on éprouve une grande fatigue, de la sueur sur la moitié supérieure du corps, du tremblement, des palpitations de cœur et de la douleur de tête.

Quelque innocent que soit un pareil accident, celui qui l'éprouve n'en désire pas moins la délivrance, pour recouvrer le repos des nuits. Le cauchemar étant originaire du bas-ventre, le premier moyen de guérison est de réformer l'usage du café et des boissons échauffantes, dont l'effet est de donner lieu aux congestions sanguines dans cette région du corps, où cet accident prend sa source. Ainsi préparé, le malade prendra la *noix vomique*, comme le remède le plus approprié à cette indisposition; la dose en est la fraction décillionième. Lorsque le cauchemar a été précédé quelques jours à l'avance par de l'agitation dans le sang, des chaleurs fugitives à la face, des palpitations de cœur périodiques, avec un sentiment d'angoisse et de la gêne dans la respiration, auxquels se joignent de la chaleur et de la soif, on peut prévenir l'accès par *l'aconit*, fraction octillionième, dose de deux ou trois grains, que l'on répétera, en cas de besoin, au bout de vingt-quatre heures. Un des plus puissans remèdes contre cette forme de maladie est *l'opium*, à sa fraction billionième; mais il faut qu'aux symptômes ci-dessus énoncés se joignent les suivans : ronflement et râlement, la bouche est ouverte et les yeux à demi fermés. Le malade est en état de somnolence, on ne peut l'éveiller. Sa figure, humide de sueur, exprime l'anxiété;

sa respiration est gênée et saccadée, et les membres agités de mouvemens convulsifs.

§ X. DES PALPITATIONS DE CŒUR.

Les palpitations de cet organe se présentent rarement isolées de tous autres symptômes, et sont dans ce cas une maladie exclusivement du ressort du médecin.

Lorsqu'elles sont libres de toute complication, attaquant des sujets replets, sanguins et d'une complexion forte, on y apporte remède avec *l'aconit*, fraction octillionième, qu'il faut répéter à des intervalles de cinq à six jours. On aura l'attention d'éviter pendant ce traitement les boissons stimulantes et les alimens échauffans, et si la maladie résiste à ce remède, on le remplacera par la *noix vomique*, fraction décillionième, qu'on ne doit administrer que le soir.

Les palpitations qui viennent des mouvemens de colère, cèdent, comme le lecteur a eu déjà l'occasion de le remarquer, à la *camomille*, correctif de toutes les suites morbifiques de cette passion.

Ce symptôme n'est souvent que l'expression de l'ascension du sang vers la poitrine, provoquée par l'abus du café et des boissons spiritueuses. On sait que la *noix vomique* en est le spécifique assuré, sous condition qu'on renoncera à leur usage. En l'absence des causes énumérées qui peuvent déterminer ce symptôme, les personnes du sexe qui en sont atteintes trouveront quelquefois dans la *pulsatille*, fraction sextillionième, dose de deux grains,

un soulagement marqué, et même la guérison. Une
des conditions du succès de ce remède est d'avoir de la
délicatesse, une vive sensibilité et de la douceur dans le
caractère.

§ XI. DU CROUP.

A ce mot plus d'une mère frissonne! Que d'alarmes il
fait naître! que d'amers regrets il réveille! Oserai-je
confier son traitement aux laïcs? Non. Mais je leur dirai
que ce fléau de l'enfance est foudroyant, qu'il n'est pas
une minute à perdre si l'on veut la sauver. On appellera
donc le médecin aussitôt qu'on reconnaîtra la maladie,
que caractérisent les symptômes suivans :

Comme la coqueluche, cette inflammation est à son
début fallacieuse. Elle a l'apparence d'un simple catarrhe,
dont les symptômes sont : un peu de raucité de la voix,
de l'abattement de corps et d'esprit, remarquables surtout le soir. Il ne tardera pas à s'y joindre une toux sèche, courte, creuse, accompagnée d'un sentiment léger
de douleur, de brûlure et de chatouillement dans le canal de l'air. Bientôt le ton de la toux, le son de la voix,
celui de la respiration, prennent un caractère spécial,
qui n'a plus rien du catarrhe. Elle est ensemble ou tour
à tour voilée, sonnante, suspirieuse et sifflante ; elle est
aussi tantôt grave et sonore, tantôt aiguë et glapissante ;
la respiration est plus ou moins râleuse, et la toux provoque une douleur que le malade indique en portant la
main au cou. Il a la face rouge, marbrée, gonflée, quelquefois toute bleue ; une sueur grasse couvre son corps.

Il ne respire qu'avec peine et en étendant fortement sa tête sur le dos. Quel est le laïc qui oserait se charger du traitement d'un mal aussi redoutable? Cependant je lui mettrai à la main le remède que lui administrerait le médecin lui-même, s'il était présent. C'est l'*aconit*, dont l'action rapide conjurera les premiers dangers. Sa dose est la fraction octillionième, deux grains.

Si, le médecin toujours absent, le remède n'avait pas calmé tous les symptômes, la douleur du larynx exceptée, dans l'espace de six heures, il n'y a plus à différer, la teinture de l'*éponge marine brûlée* (*spongia maritima tosta*) est indispensable. On donnera au malade deux grains de la fraction décillionième. A-t-on remarqué, au contraire, une relâche de tous les symptômes après la dose d'*aconit*, on ne passera à un second remède que lorsque le soulagement fera place à une légère aggravation de la maladie.

Arrive-t-il, contre toute attente, que l'*éponge brûlée* n'ait pas amené cette relâche, on la trouvera d'une manière sûre dans le *foie de soufre* (*hepar sulphuris*), fraction millionième. On peut regarder le malade comme hors de danger lorsqu'il ne reste de la maladie que les symptômes ordinaires du catarrhe, qui signalent l'invasion fallacieuse dont j'ai parlé.

Le lecteur doit savoir que cette invasion, en apparence innocente, n'a lieu que dans la belle saison, tandis qu'en hiver, lorsque l'enfant a été brusquement refroidi, la maladie revêt à sa naissance tous les symptômes caractéristiques dont j'ai donné le tableau.

§ XII. DES HÉMORRHAGIES.

L'hémorrhagie, quelle que soit son espèce, est un ac -
cident trop dangereux, tant par sa présence que par
ses suites, pour que je n'instruise pas le lecteur laïc de
ce qu'il faut faire à son apparition. Il est presque impossible, surtout dans les campagnes, de recevoir la visite
du médecin immédiatement après l'avoir demandé, et
le danger est quelquefois si urgent, que la mort peut
arriver avant l'homme de l'art. Il faut donc savoir s'opposer à ce symptôme foudroyant, au moment où il
éclate. Le médecin ne sera pas moins indispensable
après la suppression de l'hémorrhagie, au retour de laquelle le malade conserve toujours quelque disposi-
sition, pour la prévenir et remédier aux suites qu'elle
laisse après elle. Les bornes de cet ouvrage ne compor-
tent pas l'exposition de tous les accidens qui accompagnent l'hémorrhagie. Je me contenterai donc de présenter le tableau de ceux qui l'accompagnent le plus ordinairement, et peuvent servir de guide pour son traitement.

Les signes avant-coureurs de l'*hémoptysie*, ou hémorrhagie du poumon, sont les suivans : une titillation derrière la partie supérieure de la poitrine, une toux courte
et sèche, un raccourcissement de la respiration, surtout lorsque l'on monte, et même en marchant ; de
l'anxiété dans la poitrine, accompagnée de palpitations
de cœur, le besoin de faire une inspiration profonde,
de la douleur qui d'un côté de la poitrine se fait sentir

jusque dans le dos, et que la marche augmente; du resserrement des côtes, qui gêne la respiration, le mouvement et la parole même; toute la cage de la poitrine semble être comprimée. Après quelques jours de durée, ces symptômes s'aggravent, la toux devient plus fréquente et provoque de la douleur; elle apporte à la bouche le goût du sang; des frissons se font sentir, mêlés d'une chaleur fugitive; on est fatigué, enclin à se coucher; les membres tremblent, de courtes sueurs paraissent, les yeux s'obscurcissent, la tête se prend. Enfin le malade commence à cracher du sang, et en rejette tous les jours davantage. A cette période de la maladie, on administrera le *quinquina*, fraction quadrillionième, deux grains, en choisissant pour le donner un moment de relâche de l'hémorrhagie.

On ne doit point s'effrayer si ce remède augmente le crachement de sang : ce n'est que pour quelques instans. Cette aggravation est la preuve de la convenance du médicament. Il serait dangereux que l'hémorrhagie s'arrêtât subitement. La conséquence de ces guérisons subites est l'infiltration du sang dans les cellules du poumon, d'où naît le plus souvent la phthisie pulmonaire (1). D'autres fois, même après avoir ressenti les symptômes avant-coureurs de l'hémorrhagie, on crache le sang, sans tousser beaucoup; mais, après avoir éprouvé une

---

(1) *Vues sur le traitement de la phthisie pulmonaire*, par le docteur Laurencet (Archives de la médecine homœopathique, Paris, 1835 t. III, page 254).

fermentation dans la poitrine, de la plénitude, une vive chaleur dans cette cavité, des palpitations, de l'anxiété. On est inquiet, agité; on ne peut rester couché; le pouls est faible, à peine sensible, la face pâle, et le sang s'échappe en grande quantité, par saccades interrompues.

Aucun remède ne convient mieux dans ce cas que l'*aconit*, fraction octillionième, deux grains, que l'on peut répéter au bout de trois heures, si l'hémorrhagie se réveille.

Lorsque le malade se trouve plus mal la nuit que le jour, qu'il se plaint de frissons et d'un sentiment général de faiblesse, d'un malaise dans la région inférieure de la poitrine, et qu'il est triste et porté aux larmes, la *pulsatille* est le remède qui lui convient, fraction sextillionième, quelques grains.

Il faut éviter soigneusement, dans le traitement de cette maladie, les applications d'eau froide sur la poitrine. Le calme qu'elles procurent est mensonger. Bien que l'hémorrhagie s'arrête, on ne tarde pas à la voir reparaître avec un degré de plus de violence, effet de la réaction de l'organisme, qui est toujours en opposition avec le médicament. De toutes les hémorrhagies, la plus dangereuse est celle de la matrice pendant la grossesse. Il y a peu de fruit à tirer de ces applications d'eau froide, d'eau glacée, de vinaigre, sur le bas-ventre et les cuisses. On voit souvent les sages-femmes employer, sans le savoir, un remède homœopathique, la teinture de *cannelle*. On ne saurait douter qu'elle ne soit efficace dans quelques cas, ceux, par exemple, où la maladie est la suite d'un faux pas, d'un ébranlement causé par le port d'une charge trop lourde, ou bien encore de l'imprudence d'avoir levé trop haut les bras. Mais les doses auxquelles elles l'emploient, sont plus nuisibles qu'utiles.

La dose homœopathique de ce remède est la fraction centième. La préférence est due ici à l'*arnica*, si efficace dans tous les cas de froissement, déchirement, dont on peut raisonnablement supposer l'existence dans le cas susdit. Sa dose est la fraction billionième.

Faisons encore observer, en passant, qu'on ne peut s'arrêter sur l'examen des remèdes domestiques usités de temps immémorial par le peuple, sans y rencontrer l'homœopathie en action, toujours à l'insu de celui qui en fait usage. Quelle peut être la suite de leur constante efficacité, si ce n'est leur caractère spécifique, c'est-à-dire leur homœopathicité? Lorsque l'hémorrhagie utérine n'est point accompagnée de douleurs analogues à celles de l'enfantement, lorsqu'elle est forte et continue, sans saccades de dégorgement, et que les douleurs que l'on éprouve ont leur siége dans le bas-ventre, et non dans la matrice, si en même temps il y a lassitude générale et désir d'être couché, on y remédie avec l'*ipécacuanha*, fraction billionième. Mais si les douleurs ont le caractère de celles de l'accouchement, c'est la *camomille* qu'il convient de donner, à sa fraction quadrillionième, qui est efficace, lorsque c'est à la suite d'un accès de colère que la maladie s'est déclarée. Il est bien important d'observer la consistance du sang, ainsi que sa couleur. Lorsqu'il est noir, cailloté, visqueux, si l'on ressent dans le bas-ventre des tranchées qui s'étendent jusqu'au dos, le *safran* est le seul remède propre à cette espèce d'hémorrhagie, tandis que la *sabine* convient exclusivement lorsque le sang est fleuri et qu'il est poussé au dehors par de véritables douleurs d'accouchement. Le premier de ces remèdes se donne à la fraction millionième, le second à l'octillionième.

L'hémorrhagie utérine s'accompagne quelquefois de crampes, de douleurs expulsives, tant dans la matrice qu'à l'anus, fournit le sang par saccades et conjointement avec le renouvellement des douleurs; elle provoque en même temps des tranchées du ventre, qui se tend douloureusement, et amène des accès de faiblesse et de défaillance, tandis que les membres et le tronc sont frappés d'un froid général, l'urine s'écoule fréquemment, la tête s'appesantit, le vertige paraît, les idées se troublent, on est porté au sommeil. On administrera le *quinquina*, dans cette espèce d'hémorrhagie bien distincte, à la fraction octillionième.

La *jusquiame* jouit aussi de la propriété d'arrêter l'hémorrhagie utérine. Mais la malade doit éprouver les symptômes suivans : douleur expulsive comme dans l'accouchement, siégeant dans la matrice et se rendant aux reins, tremblement de tout le corps, étourdissement de la tête, égarement des sens, délire, grande agitation, exaltation de l'irritabilité et de la sensibilité, mouvement convulsif des membres, soubresaut des tendons, alternatives d'engourdissemens et de tiraillemens dans les membres, chaleur générale, défaillance, gonflement des veines, circulation accélérée du sang, vitesse du pouls, décomposition de la face. La dose du remède est la fraction trillionième.

Quelle que soit l'espèce d'hémorrhagie dont une femme, grosse ou non enceinte, soit atteinte, elle doit être entourée des soins les plus attentifs. Calme de l'esprit et du corps, lit frais, sur lequel elle doit être couchée étendue, évitant tout mouvement inutile, toute émotion vive.

La tranquillité doit régner autour d'elle. Dans cette dernière espèce surtout il ne faut pas oublier que la sensibilité est montée au plus haut ton et qu'aucune impression ne sera perdue.

Ce n'est pas dans la grossesse seulement que les femmes sont exposées aux hémorrhagies de la matrice. En tout temps, spécialement à l'époque de leurs règles, elles peuvent l'éprouver. Elle sera de l'une des espèces décrites, et les remèdes qui y sont indiqués seront mis en usage.

CHAPITRE IV.

MALADIES DES MEMBRES ET DE LA SURFACE DU TRONC.

—

§ Ier. DU RHUMATISME (1).

Cette maladie doit presque toujours son origine à un refroidissement, accident très-commun aux transitions de l'hiver au printems et de l'été à l'automne, époques où l'athmosphère est toujours agitée et d'une température très-variable. On y attache ordinairement peu d'importance, se contentant de lui opposer quelques infusions théiformes propres à provoquer la sueur. Mais il est très-peu de rhumatismes qui s'accommodent de ce traitement sudorifique, qu'opère bien mieux un remède homœopathique bien choisi, par une douce transpiration.

Les rhumatismes, qui ne sont point du ressort des su-

---

(1) Les docteurs Petroz et Croserio ont publié des observations de guérison du rhumatisme, dans les *Archives de la médecine homœopathique*, t. I, Paris, 1834.

dorifiques, dégénèrent, par l'emploi de ces remèdes, presque toujours en affections chroniques, que l'on ne voit céder ensuite qu'aux constitutions favorables de l'atmosphère, et cela pour un temps limité, se réveillant ensuite aux changemens des saisons, d'une manière plus ou moins violente, et offrant de grandes difficultés à leur guérison. Il y a parenté très-prochaine entre le rhumatisme et la goutte, en laquelle il se transforme souvent, à la suite de la négligence, des faux traitemens et d'autres influences extérieures.

Avec l'homœopathie rien de semblable n'est à craindre. Le rhumatisme disparaît sans laisser aucune trace, pourvu que celui qui en est atteint se préserve soigneusement du froid, et attende la fin de la transpiration, qui s'opère sans qu'il ait besoin de garder le lit.

Le rhumatisme, produit du froid, se reconnaît aux symptômes suivans : malaise général, pesanteur des membres, douleur de brisure dans les articulations, déchirantes dans quelques unes, avec aggravation la nuit et dans le mouvement. L'épine du dos est douloureuse, courbaturée.

Les douleurs s'étendent de proche en proche jusqu'aux dents, à un des côtés de la tête et dans une oreille. Le malade a horreur du mouvement, demande à se coucher, est de mauvaise humeur, surtout le matin, après une nuit passée sans dormir. Il a de la peine à se lever. Une transpiration douce provoquée par la *camomille*, fraction trillionième, fait disparaître tous ces symptômes.

Remarque-t-on que le malade se soulage en remuant les membres douloureux, on lui donnera le *rhus toxicodendron*, fraction décillionième. Mais lorsque les douleurs ont un caractère inflammatoire, ce que l'on reconnaît à la rougeur et à l'enflure des parties souffrantes, on commence le traitement avec l'*aconit*, fraction trillionième, que l'on fait suivre de l'*antimoine cru*, fraction dix-millionième.

L'inflammation enlevée, si l'on remarque que les douleurs se réveillent ou s'exaspèrent par le mouvement, on y remédiera avec la *bryone*, fraction décillionième.

Lorsque le rhumatisme est composé de douleurs tiraillantes qui n'attaquent que les membres, fatiguent plus le soir et dans la nuit, se plaisent davantage dans les chairs qui avoisinent les articulations, et aiment à changer de place, quittant un membre pour en attaquer un autre, toujours avec enflure, et que de plus le malade est fréquemment saisi par le froid, ne pouvant se réchauffer dans son lit et se plaignant d'avoir les membres brisés, cette espèce est du ressort de la *pulsatille*, fraction sextillionième pour les enfans, quadrillionième pour les adultes.

Souvent, après un refroidissement, on se sent la poitrine oppressée, avec points douloureux et lancinans dans les chairs qui la recouvrent, ainsi qu'entre les épaules, qui redoublent dans le mouvement de la respiration; les épaules et les omoplates sont comme brisées et accablées d'un grand poids. La région des reins a de la raideur, les enveloppes du ventre sont douloureuses, on a de la peine à se retourner dans son lit, on est impatient, colère, querelleur, les mains et les pieds sont froids, avec insomnie. La *noix vomique* est le remède qui convient dans cette espèce de rhumatisme.

§ II. DE LA GOUTTE.

Ce que l'on entend vulgairement appeler douleurs arthritiques, n'est en réalité rien moins que la goutte. On les emporte dans la tombe, sans avoir jamais eu un véritable paroxysme de cette maladie.

Il n'est pas ici question de cette maladie dans son état d'acuité inflammatoire, dont le traitement ne peut être confié qu'à un médecin, mais bien de ces douleurs vagues, errantes, sur lesquelles on ne peut pas toujours consulter un homme de l'art; qui, soumises à des influences pernicieuses, peuvent engendrer des maux graves et dégénérer en véritable goutte. On ne doit pas s'attendre à les voir disparaître facilement, comme le rhumatisme dont j'ai parlé. Leur siége dans l'organisme est trop fixe, trop profond, pour admettre une cure prompte. Néanmoins on les voit céder à un traitement soutenu et bien analogue à leur nature.

Qu'il me soit permis de dire en passant que ces douleurs tirent presque toujours leur origine d'un régime de vie défectueux, mais surtout de l'abus que l'on fait de tous ces moyens nommés *remèdes domestiques*, que l'on regarde comme innocens, et qui sont loin de l'être. Il en est un par dessus tout , auquel est accordé une confiance sans bornes , que l'on prodigue , sans se douter seulement qu'à lui seul il peut jeter dans l'organisme les fondemens de la maladie dont il s'agit , c'est la *valériane* , aussi commune dans le privé de la vie , que le *café* , le *thé* , la *camomille* et la fleur de *sureau*. La *valériane* est de tous les remèdes le plus puissant , et le plus propre à développer les douleurs dont je m'occupe en ce moment. On est loin de se douter de cette propriété; que sera-ce si j'ajoute que la durée de son action dans l'organisme est de quelques mois? Et voilà le remède que l'on avale , non par grains ou par cuillerées , mais par verres , comme une chose d'une parfaite innocuité.

Croit-on plus innocent encore ce cher *mercure* doux , *calomelas,* qui est devenu depuis quelque temps une panacée , et la nourriture des enfans? que le lecteur apprenne donc qu'un demi-grain de cette substance médicinale , donné à un homme parfaitement sain , dans l'intention d'éprouver sa vertu médicinale , a sur lui une durée d'action de deux ou trois semaines , et le constitue dans un véritable état de maladie. Que sera-ce donc , s'il est administré à un homme malade? son action n'en sera-t-elle pas plus violente , plus durable encore , et le malade ne conservera-t-il pas une disposition prochaine à contracter la maladie artificielle dont je viens de parler? et cependant , c'est ce qui se pratique tous les jours , soit dans le traitement du croup , soit dans celui des inflammations de tout autre organe chez les enfans.

Aussi n'est-il pas rare de les voir sortir de là avec des dents toutes noires, le gonflement des glandes, des ulcères dans la bouche, des ophthalmies opiniâtres, l'amaigrissement et la consomption. Les sujets auxquels il a été administré contre la syphilis, n'en sortent pas plus heureux, en supposant qu'ils en sortent guéris. On les entend tous les jours se plaindre de douleurs chroniques, de la goutte même; on les voit cracher du sang et privés des forces de la digestion. Aux premiers le *calomelas* a été donné à la dose d'un demi-grain, souvent répétée; les seconds en ont dévoré des gros, également renouvelés.

Une autre pratique non moins préjudiciable est l'emploi inconsidéré de l'écorce de *daphné mézéréon*, destinée à établir et entretenir des cautères. Appliquée d'abord sur la peau pour l'ulcérer, elle est replacée chaque jour sur la plaie qu'elle a formée, où ses sucs âcres, loin de borner leur action à l'extérieur, sont absorbés et vont porter dans l'organisme les élémens de douleurs graves et même arthritiques. J'invite le lecteur à parcourir le chapitre des vertus médicinales du *mézéréon*, éprouvées sur l'homme sain. Il ne peut qu'être frappé de la similitude de ses effets avec ceux qui sont la suite de l'application de cette substance sur la peau. On les reconnaît à de profondes douleurs dans les os, ainsi que dans les tendons des muscles. Il doit donc être abandonné comme moyen extérieur et réservé pour combattre les douleurs ostéocopes, c'est-à-dire *des os*, et entretenues par l'abus du *mercure*.

L'homœopathie fait servir la *valériane* à combattre les douleurs qui s'expriment de la manière suivante : tiraillemens, déchiremens, saccades, ébranlemens, tant dans les extrémités supérieures que dans les inférieures, tantôt aussi alternativement d'un membre à un autre; elles occupent spécialement l'intervalle des articulations, et tourmentent davantage dans le repos, la station, la session, et après avoir fait du mouvement. Alors on éprouve un sentiment de lassitude paralytique dans les parties qui ont souffert, à laquelle succède plus ou moins promptement un autre genre de douleurs, comme élancemens, compressions, qui se font sentir le soir et un peu avant minuit, cessent et sont brusquement remplacées par un nouveau paroxysme des premières douleurs. Le système nerveux en reçoit un degré de plus d'exaltation, qui rend susceptible des plus faibles influences; il s'y joint de l'anxiété, de l'insomnie, de la chaleur fébrile, avec un pouls plein et fort, toujours plus remarquables dans les exacerbations du soir. Tel est l'ensemble des symptômes auxquels la *valériane* remédie spécifiquement. Il n'est pas rare que cet appareil de symptômes, après avoir cédé pendant l'espace d'un ou plusieurs mois à la chétive dose d'un quadrillionième de la teinture de *valériane*, reparaisse, mais avec moins de violence.

On l'attaquera de nouveau avec la même dose du remède. Une troisième récidive est possible encore, à laquelle on opposera le même remède, mais à une dose encore plus faible, c'est-à-dire la fraction sextillionième, à moins que les douleurs n'aient changé de caractère, ce qui demande un autre médicament approprié à leur nature, que l'on trouvera dans les tableaux suivans de cette maladie.

Le *mercure* est le remède spécifique des douleurs qui tiraillent, déchirent, brûlent avec élancemens, s'exaspèrent par le toucher et l'impression du froid, ainsi que par la chaleur du lit, laissent de la fatigue, de la pesanteur dans les membres, une sorte de boursouflure aux pieds, aux mains et dans les parties souffrantes, tous symptômes que le mouvement aggrave, toujours plus remarquables vers deux heures du matin, où la douleur se fait sentir dans l'intérieur des os. Les articulations deviennent leur principal siége, d'où elles s'étendent peu à peu jusqu'à l'extrémité des membres. Cet état est accompagné d'une agitation générale, qui fait changer sans cesse de place. Il s'y joint du frisson, un malaise universel et des sueurs qui apportent quelque allégement. Plus d'une victime du *mercure* pourrait se reconnaître à ce tableau. La dose de ce remède est la fraction quadrillionième, suffisante pour maîtriser cet appareil formidable de symptômes.

Néanmoins il ne faut pas s'attendre à voir la maladie fuir, pour ne plus reparaître, devant une première application du remède. Elle récidivera, mais toujours plus faiblement. On réitérera le remède jusqu'à ce qu'il ne reste plus de vestiges du mal.

Une troisième forme de douleurs est celle qui se compose de tiraillemens, déchiremens, pincemens, qui s'accompagnent de l'engourdissement des parties souffrantes, et se font sentir plus vivement dans le froid. Ces douleurs s'aggravent le soir et dans la nuit. Tantôt elles sont perforantes, tantôt elles donnent la sensation d'un membre luxé, ou celle d'un coup qu'on aurait reçu. Elles sont errantes de leur nature, affectent tantôt une partie, tantôt une autre, mais de préférence les articulations, dont elles rendent le mouvement difficile, en appesantissant les membres et la totalité du corps.

Le malade en proie à cette espèce de douleur, s'en délivrera en appliquant la main pendant cinq, six, huit ou dix minutes sur le plat de la baguette aimantée. La récidive se combat par une nouvelle application, dont la durée doit être moindre. Si le mal récidivait avec un nouveau caractère de douleur, on chercherait son image dans d'autres tableaux de la maladie. En voici un quatrième.

Les douleurs qui s'aggravent visiblement par le mouvement, que le froid réveille, dont le siége est moins aux articulations que dans leur intervalle, qui affectent davantage les parties charnues que les os, caractérisées par le tiraillement, le déchirement, le serrement et des élancemens qui font trembler le membre affecté, où l'on sent une brisure et de la pesanteur, sont du ressort de la *bryone*, fraction sextillionième. Mais si les douleurs affectent spécialement les articulations et leurs ligamens, ainsi que les tendons, sans qu'il y ait de l'enflure, si elles augmentent de violence pendant la nuit, ou qu'elles s'emparent de la colonne épinière depuis le cou jusqu'au bas des reins, on ne saurait prendre un

remède plus sûr que la *camomille*, fraction quadrillionième.

Les douleurs que le repos aggrave, et qui sont soula-
gées par le mouvement ; celles qu'envenime l'air frais,
et qui jettent la partie affectée dans un état d'engourdissement, avec rougeur brillante et sensation d'élancement lorsqu'on les touche, trouvent leur spécifique
dans le *rhus toxicodendron*, fraction décillionième.

Les douleurs qui suivent un refroidissement notable
et bien connu, quel que soit leur caractère, sont spécifiquement enlevées par la *dulcamara*, fraction octillionième. On aura soin, dans tous ces procédés curatifs,
de ne point chercher à aider la guérison par ces applications extérieures si fort en usage, telles que taffetas
gommé, laine de mouton, vêtemens de flanelle, dont
l'effet, en élevant la température des parties souffrantes,
est d'en exalter la sensibilité et d'aggraver les douleurs.
Les sueurs locales qu'elles provoquent déterminent dans
ces organes un surcroît d'irritabilité et de susceptibilité
pour toutes les influences extérieures. On se trouvera beaucoup mieux de faire de l'exercice en plein air, même en
hiver, si toutefois la faiblesse et la fièvre ne retiennent
le malade dans son lit. Comme moyen sudorifique, l'exercice est préférable à tout autre. En donnant de l'activité
à la peau, le mouvement tient ce grand organe dans ses
rapports avec les influences extérieures, pour lesquelles
il perd cette extrême susceptibilité qui, si déjà elle n'est
une maladie, est au moins une disposition très-prochaine
à la contracter. La goutte est en liaison étroite avec les

douleurs des membres que je viens de décrire. Avec quelques degrés de plus d'acuité, elles fournissent les élémens dont elle se compose. Celle qui porte le nom de
podagra est la plus commune; on la reconnaît aux symptômes suivans : un état inflammatoire du pied, spécialement de l'articulation du gros orteil, avec impossibilité
du mouvement, causée par le gonflement et la douleur
qui l'accompagne. Cet état de maladie est grave, et constitue quelquefois le malade dans de grands dangers. Je
n'aurais point songé à en parler aux laïcs, si l'on ne
voyait chaque jour cette affection s'entourer de périls
créés par des pratiques vicieuses, conseillées par l'amitié
mal éclairée. Ce motif m'a porté à indiquer quelques remèdes que les goutteux n'emploieront jamais sans fruit,
pourvu toutefois qu'ils soient fidèles au régime de vie
qui en garantit le succès.

Lorsque l'inflammation de la partie affectée est très-
vive et qu'il s'y joint de la fièvre, comme c'est presque
toujours le cas chez les individus doués d'une extrême
sensibilité, d'une grande irritabilité et d'une constitution
riche, on se trouvera bien de faire usage de l'*aconit*, fraction octillionième, dose de 2 grains, dont la durée d'action est de dix-huit à vingt-quatre heures, dose que l'on
pourra répéter après ce laps de temps. On fera succéder
l'*arnica* à l'*aconit*, lorsque le malade présente les symptômes suivans : sensation de raideur et d'engourdissement dans la partie malade, comme si elle était luxée,
une agitation douloureuse interne, qui le fait se trouver
partout durement couché, et le force à faire changer de

place la partie souffrante. Ce remède est mieux indiqué encore lorsque la maladie a été déterminée par des excès dans le boire et le manger, suivis de refroidissement. Il peut être alterné avec la *noix vomique*. L'*arnica* se prend à la dose de 2 grains de la fraction billionième, et la *noix vomique* à celle d'un grain de la fraction octillionième.

S'il arrivait que ces remèdes fussent sans efficacité, alors on recourra au *soufre*, fraction décillionième, dose d'un grain, que l'on ne répétera que deux semaines plus tard.

§ III. DE L'ENTORSE.

L'entorse est, comme la contusion, un désaccord, une douleur dynamique des ligamens d'une articulation, sans lésion de l'intégrité de l'organe, et qui n'a besoin pour disparaître d'aucun secours mécanique. Y eût-il même un déchirement de quelques fibres, il n'est aucun moyen de le reconnaître, et le bandage y est de toute inutilité. Il y a désaccord, ai-je dit, dans la fonction de l'articulation, et pour rétablir la partie souffrante dans son état normal, il ne faut que des ménagemens, du repos, l'éloignement de tout moyen mécanique et l'emploi du spécifique de tous les maux de ce genre, je veux dire l'*arnica*; quelques grains de la fraction millionième suffisent à cet effet. Le *rhus toxicodendron* n'y est pas moins efficace.

Lorsque la lésion est un peu grave, on peut se permettre l'application extérieure de la teinture d'*arnica pure*, dose de quelques gouttes mêlées avec de l'eau pure, sur la partie souffrante. Le repos de la partie souffrante, ai-je dit, est une condition de la guérison. Mais il ne faut pas porter trop loin ce ménagement, si l'on ne veut faire tomber la partie souffrante dans un état de faiblesse et de raideur, dont la durée est quelquefois fort longue.

§ IV. DES DOULEURS DE REINS.

Nombre de causes diverses peuvent donner lieu à cette maladie ; le plus souvent néanmoins cette douleur n'est qu'un symptôme constant d'une affection plus profonde, dont le traitement appartient à un médecin. Je ne parle ici de cette maladie qu'en tant qu'elle procède de ces causes passagères qui attaquent subitement une personne saine. Les causes les plus communes de cette affection sont les excès en tout genre, plus les constipations opiniâtres, la session habituelle qui prive le corps de tout mouvement, et le refroidissement des pieds.

Lorsque cette affection offre les symptômes suivans, on y remédie avec la *noix vomique*, fraction décillionième, 2 ou 3 grains. La douleur est combinée avec une courbature de l'épine du dos. On y éprouve des tiraillemens qui s'étendent jusqu'entre les épaules et les flancs, d'où naît un sentiment de pression sur le *rectum* ; le malade a la plus grande peine à se retourner et même à se redresser.

Lorsque cette douleur vient à la suite d'une chute, d'un coup sur le dos, ou du soulèvement d'un fardeau trop lourd, et cause des douleurs lancinantes qui ne permettent pas de tousser et d'éternuer, gênent même la respiration et la marche, on recourra du suite à l'*arnica*, fraction billionième, que l'on répétera, si la première dose n'a point enlevé la maladie. A défaut d'efficacité de ce remède, on emploiera le *rhus*, fraction octillionième, souverain dans les affections graves de cette nature.

§ V. DE LA CLAUDICATION SUBITE DES ENFANS.

Subitement et sans ressentir aucune douleur, un enfant commence à boiter. On cherche, et l'on n'aperçoit aucune trace de fracture, de luxation, aucun vestige de coup ni de suppuration. Cependant il boite, d'heure en heure, toujours davantage. On ne saurait appeler trop tôt un homme de l'art, pour remédier sans délai à cet accident, si l'on ne veut le voir se terminer de la manière la plus malheureuse. Est-on privé de son secours, on donnera à l'enfant la fraction quadrillionième du *mercure*, et si ce remède ne remplissait pas l'attente, la décillionième fraction de la *belladonne*, dose de 2 grains, y remédierait.

Il est reconnu que cet accident provient de la faiblesse et du relâchement des parties environnantes de l'articulation de la cuisse avec le bassin. Mais lorsqu'une inflammation s'est emparée de cette articulation, les secours d'un chirurgien expérimenté sont indispensables.

§ VI. MALADIES DU SEIN CHEZ LES NOUVELLES ACCOUCHÉES ET LES NOURRICES.

A l'époque de l'accouchement et pendant la période de l'allaitement, les femmes sont exposées à diverses maladies des seins, dans le traitement desquelles il se commet souvent des fautes graves.

Les femmes nourrices voient quelquefois tout à coup tarir leur lait, accident beaucoup moins nuisible à l'enfant qu'à la mère, chez laquelle le lait n'a quitté le sein que pour se jeter sur le bas-ventre ou sur le cerveau, déplacement qui constitue promptement cette dernière en danger de mort. On ne saurait travailler trop tôt à renvoyer le lait à sa source, ce à quoi est admirablement propre la *pulsatille*, fraction quadrillionième.

Il n'est pas rare non plus qu'à la suite d'un refroidissement des seins, d'un coup, d'une contusion de ces organes, ils s'endurcissent, s'enflamment et suppurent. Une frayeur, un mouvement de colère, peuvent également faire naître cet accident.

C'est à tort que l'on emploie, pour combattre cette maladie, toutes ces applications émollientes, chaudes et humides, dont l'effet est d'exalter l'inflammation par l'addition de la chaleur, et d'exposer les parties souffrantes à un refroidissement presque inévitable, lorsque l'on renouvelle l'application de ces remèdes.

Voici quelques remèdes reconnus spécifiques dans la plupart des cas de cette nature par l'expérience, dont j'indiquerai la durée d'action, pour prévenir leur renouvellement trop fréquent.

Une maladie très-commune aux seins dans la première période de l'allaitement, et qui force souvent les femmes à sevrer leur enfant, est l'ulcération des mamelons; la guérison en est d'autant plus difficile, que chaque nouvelle succion de l'enfant rouvre des plaies qui étaient presque refermées. Les remèdes opposés à ce mal remplissent difficilement le but de leur application ; ils éloignent l'enfant du sein, où il ne rencontre qu'une odeur, une saveur qui lui répugnent. L'*arnica* est d'un merveilleux secours dans cette affection.

On prend deux gouttes de la teinture pure d'*arnica*, que l'on mêle à 98 gouttes d'eau, et l'on en lave les mamelons aussitôt que l'enfant les a quittés. Veut-on redonner le sein, il faut les laver avec de l'eau tiède et une éponge. Cette pratique doit être répétée souvent, l'enfant irritant les mamelles chaque fois qu'on le présente au sein. Mais lorsque cette maladie a un certain degré de gravité, l'*arnica* peut être inefficace, et on le remplace par le *soufre*, dont il faut administrer la fraction décillionième, à la dose de 2 grains. Il n'est pas rare de voir la guérison s'opérer dans l'espace de huit jours. Si le *soufre* laissait encore quelque chose à désirer, on l'obtiendra sûrement du *calcarea carbonica*.

J'ai souvent employé le *graphite*, quand j'ai trouvé assez vive l'inflammation autour des mamelons. Il réussit complétement chez les femmes dont l'enfance a été sujette aux éruptions scrofuleuses, à la teigne par exemple, et qui conservent encore quelque démangeaison à la tête et des écailles au cuir chevelu. Les affections extérieures du sein qui sont le produit des mouvemens violens de l'âme, réclament les remèdes indiqués au chapitre qui traite des maladies provoquées par des causes morales. Si leur emploi laissait après eux de la dureté et des élancemens, on y remédierait avec les moyens dont je vais parler incontinent.

L'allaitement est souvent contrarié par des rougeurs érysipélateuses et le gonflement excessif des seins. Quelquefois c'est une frayeur qui a donné lieu à cet accident, qui, dès qu'il est arrivé une fois, est sujet à se renouveler. D'autres fois, il éclate sans aucune cause remarquable, mais plus fréquemment il se présente quelque temps après les couches, ou dans les premiers jours après l'accouchement, pour avoir présenté trop tard le sein à l'enfant, ce qui donne lieu à la stagnation du lait dans cet organe. Les mêmes symptômes se manifestent à l'époque du sevrage. On voit les seins regorgeant de lait s'endurcir, s'enflammer, et suppurer sur plusieurs points, tandis que d'autres conservent de la dureté et de l'inflammation, à laquelle succèdent de nouveaux abcès. Cet état de souffrance s'étend souvent à quelques mois, et finit, après avoir déformé ce bel organe, par le laisser endurci et squirrheux, d'où résulte l'impuissance d'allaiter à l'avenir.

On se refusera peut-être à croire que cette dégénération est l'effet des pratiques charlataniques dont nos matrones sont si orgueilleuses. Cependant rien n'est plus vrai. On la préviendra par les procédés suivans : dès que l'on s'aperçoit que le sein se gonfle et se durcit, et qu'il paraît de la rougeur à la surface, accompagnée de douleurs lancinantes, et qu'il s'y joint du frisson, de l'impatience et de la lassitude, on donnera immédiatement la *bryone* ou la *belladonne*, fraction décillionième, de chaque un grain. Si la rougeur est le symptôme marquant, la *belladonne* aura la préférence. En quelques heures, on verra se dissiper rougeur et gonflement, et le lait s'écouler avec facilité. Se peut-il un moyen plus simple de prévenir de si fâcheux accidens! Voilà cependant ce que peut l'homœopathie, que l'on trouve si ridicule dans les doses de ses remèdes : depuis quel temps est-ce un défaut d'opérer de grandes choses avec de petits moyens?

§ VII. DU PANARIS.

Il survient à l'extrémité des doigts de la main un gonflement inflammatoire souvent sans aucune cause sensible. A-t il disparu, un autre doigt s'enflamme, ou bien l'inflammation se remontre au doigt primitivement malade.

On traite ordinairement ces sortes de maux avec des cataplasmes et des emplâtres, qui, loin de guérir, enveniment le mal. L'homœopathie en triomphe avec autant de facilité que de célérité, avec le *mercure*, fraction quadrillionième, dose de 2 grains. Ce remède a-t-il manqué son effet, on passe au *soufre*, fraction décillionième, que l'on fait suivre de la *sépie*, si le second remède n'enlevait toute la maladie.

§ VIII. DES PLAIES ET DES CONTUSIONS.

Les lésions mécaniques ne semblent guère être de mon sujet. Cependant l'homœopathie peut contribuer à leur guérison et prompte cicatrisation.

Rigoureusement parlant, c'est la nature qui guérit les plaies, lorsque l'art a éloigné tout ce qui peut contrarier leur curation, et placé la nature en situation de les guérir. Son ministère consiste à nettoyer les plaies, en arrêter l'hémorrhagie, rapprocher leurs lèvres, les retenir dans cet état de rapprochement à l'aide du taffetas d'Angleterre, et les contenir par un bandage bien fait, qui ne doit être ni trop serré ni trop chaud, auquel on ne doit point toucher jusqu'à la réunion des bords de la blessure. On se gardera bien des pommades et emplâtres, dont l'effet est d'irriter la peau déjà disposée à l'inflammation, et de provoquer la suppuration.

Ainsi qu'à la suite des coups, des chutes et des déchiremens, on emploiera *l'arnica*, pour prévenir la fièvre et favoriser les mouvemens curatifs de la nature. Sa dose est la fraction billionième, que l'on est rarement obligé de renouveler. On ne doit point s'attendre à voir la guérison des plaies s'opérer en quelques heures.

Mais si une plaie, dans laquelle il n'est resté aucun corps étranger, devient très-sensible et extrêmement douloureuse, si le malade se trouve dans une extrême irritation, qui l'empêche de dormir et lui arrache des larmes, on lui donnera une goutte de la fraction millionième de la teinture de *café*. A la récidive de cet état, c'est le *quinquina* qui lui convient, fraction octillionième; il achevera la guérison.

Lorsque le cercle enflammé de la plaie est très-étendu et accompagné de gonflement, on y remédie avec la *pulsatille*, fraction quadrillionième. Une forte disposition des plaies à la suppuration se corrige avec le *mercure*, fraction quadrillionième. S'il est nécessaire d'employer quelques corps graissenx pour empêcher le bandage de se coller à la peau, le moyen le plus innocent est le beurre de *cacao*, ou l'onguent d'*althéa*, substances qui n'ont point l'inconvénient de se rancir, comme les substances animales.

Ce que je viens de dire des plaies, s'applique à toutes les contusions, résultat d'un coup, d'une chute, dont les effets se manifestent presque à l'instant même sur la peau, qui s'élève en bosse, et se teint en bleu noir, effet du sang extravasé dans elle et sous elle.

S'il y a eu ébranlement de tout le corps, on lui opposera tout le traitement indiqué aux chapitres qui traitent de la commotion imprimée à la tête et à la poitrine. La lésion locale ne demande que l'*arnica*, tant à l'intérieur qu'à l'extérieur. On donnera intérieurement la fraction billionième, et la lésion locale sera couverte d'un linge humecté avec quelques gouttes de la teinture pure de ce remède, mêlées à quelques onces d'eau.

Il ya des plaies d'un caractère particulier , comme la cause qui les produit ; je veux dire celles que contractent les malades qu'une longue maladie a retenus au lit. Les hanches , les fesses , les omoplates , en sont le siége ordinaire. C'est une sorte de contusion lente, que les os font subir aux chairs et à la peau qui les recouvrent. Il n'est d'autre moyen de les prévenir que de coucher le malade sur des matelas de crin, et d'éloigner de lui toutes les plumes. Les plaies sont-elles formées, on place sous le malade un coussin en couronne percée , afin de préserver les parties de la compression. Chaque jour on les lave avec un mélange de quelques gouttes de teinture d'*arnica* et d'eau pure.

Il arrive encore assez fréquemment que ces plaies deviennent gangréneuses ; on conçoit facilement qu'il n'y a qu'un médecin qui puisse y remédier.

§ IX. DES CORS AUX PIEDS.

On nomme ainsi des excroissances cornées qui s'élèvent sur les orteils et les côtés du pied. Elles doivent presque toujours naissance à l'étroitesse des chaussures , conséquemment à la compression permanente de ces organes.

Ainsi donc, pour se délivrer, la première chose à faire est de renoncer aux chaussures étroites. Néanmoins il doit exister une autre cause de ces apparitions sur les pieds ; car, bien qu'on ait quitté les chaussures étroites, on voit reparaître ces excroissances sur les mêmes orteils ou sur d'autres. Je n'en doute nullement, elles doivent être une exsudation d'une humeur viciée que la nature a besoin de pousser au dehors, et que la gêne douloureuse des orteils comprimés appelle sur ces parties. Qui n'a pas quelquefois, dans le repos du lit, ressenti des élancemens dans ses cors, surtout lorsqu'il arrive quelque changement dans la température et la constitution de l'atmosphère? Quoi qu'il en soit de cette présomption, toujours est-il vrai que l'*arnica* en est le remède spécifique, à la dose de quelques grains de la fraction billionième. A défaut d'efficacité de ce remède, on obtiendra la guérison de la *noix vomique* ou de la *pulsatille*, fraction octillionième pour la première, quadrillionième pour la seconde. La *noix* convient mieux aux caractères vifs et emportés, la *pulsatille* à la douceur.

§ X. DE LA BRULURE.

La brûlure est un accident qui se répète presque chaque jour, et dont le traitement est encore livré à la plus aveugle routine. S'est-on brûlé la main, le pied, ou toute autre partie du corps, on n'a rien de plus pressé que d'appliquer l'eau froide ou toute autre substance également froide sur la partie souffrante. Il n'est point de procédé plus contraire à la guérison. A la vérité, la douleur se calme promptement, mais pour quelques instans, et pour se remontrer plus aiguë. Sortez la main de l'eau fraîche et voyez ce qui arrive. Rougeur, gonflement, inflammation et suppuration, toutes choses qu'on évitera en approchant de la flamme la partie brûlée. Il est vrai que ce procédé aggrave la douleur.

Mais persistez à tenir votre main dans le voisinage du feu, vous sentirez bientôt la douleur s'apaiser et disparaître entièrement. C'est ainsi qu'on évite l'inflammation et la suppuration, dont la durée est toujours de quelques semaines. Si le feu répugnait au malade, on le remplacerait par l'esprit-de-vin, ou l'essence de térébentine, qu'on aurait soin de faire tiédir. Le procédé sera le même pour les brûlures les plus graves. En voici l'application dans tous ses détails : lorsque la brûlure embrasse une grande étendue de la surface du corps, le malade a besoin de plusieurs personnes pour le soigner. Après avoir fait chauffer de l'esprit-de-vin, ou de l'essence de térébenthine, on y trempera des linges dont en couvrira les parties brûlées, et par dessus ces compresses humides on mettra des corps laineux, pour prévenir l'évaporation. On ne permettra jamais que ces compresses se sèchent. C'est pourquoi on levera de temps en temps les corps laineux, pour arroser les premières compresses, qui doivent être toujours humides. On tiendra cette conduite jour et nuit, sans aucune interruption. Le but de cette pratique est de maîtriser la douleur de la brûlure, ce qui arrive dans les vingt-quatre heures, ou dans l'espace de deux jours dans les cas les plus graves.

Une attention indispensable est de n'employer pour les premières applications que de l'eau-de-vie, et médiocrement chauffée, pour passer ensuite à l'usage de l'esprit-de-vin à un degré de chaleur plus élevé. On aura soin de tenir les lumières éloignées du malade, dont l'atmosphère environnante, saturée d'esprit-de-vin, prendrait facilement feu.

On ne peut que louer une pratique assez généralement répandue depuis quelques années, d'appliquer sur les brûlures le coton, substitué au linge. C'est à l'Amérique que nous devons ce bienfait. Une mère de famille, hors de chez elle, apprend que le feu consume la maison qui renferme ses enfans. C'était une filature de coton. Elle y court, trouve ses enfans à demi brûlés par leurs vêtemens tout enflammés. Des balles de coton gisaient à côté d'eux. Dans son désespoir, elle les jette sur ces balles et se sauve pour échapper à la mort. On parvient à éteindre l'incendie. Quel est son étonnement de trouver ses enfans endormis paisiblement, entortillés dans ce coton qui, tombant de lui-même quelques jours plus tard, laissa voir leurs plaies parfaitement cicatrisées.

Cet événement, publié dans tous les journaux, donna lieu à la substitution du coton à toute autre application sur les brûlures, ce dont on se trouve très-bien. C'est de l'homœopathie que l'on fait sans le savoir. En effet, qu'on se rappelle que la chirurgie rejette, pour la confection des bandages, toutes les toiles de coton, les regardant comme propres à échauffer et enflammer les blessures. Ce précepte de toute vérité est conforme à la loi de guérison qui a gouverné la médecine jusqu'ici et la gouverne encore. Il est conséquent d'opposer la fraîcheur à l'inflammation. *Contraria contrariis curantur.*

L'homœopathie, fondée sur l'axiome opposé, *similia si-milibus sanantur*, ajoute de la chaleur à la chaleur, mais une chaleur semblable à celle qui a produit la maladie, et la guérison s'opère avec célérité et dou-ceur. Le lecteur peut déjà s'expliquer ici la néces-sité ainsi que la raison de cette aggravation d'une ma-ladie homœopathiquement traitée, pour entrer en voie de guérison.

§ XI. DES GELURES ET DES ENGELURES.

L'accident de la brûlure est de tous les temps, mais les membres ne sont exposés à la gelure que dans la saison du froid. La médecine oppose au froid qui a gelé un mem-bre, le froid lui-même, qui, si la vie n'y est pas éteinte, la ranime, tandis que la chaleur l'étoufferait infaillible-ment. On procède à cette résurrection de la vie de la manière suivante. Après avoir dépouillé le membre, ou le corps tout entier, si tout entier il a subi la gelure, de ses vêtemens, on le place sur de la neige, on l'en re-couvre de l'épaisseur d'un ou deux doigts, ne laissant découvertes que la bouche et les narines. A défaut de neige, on emploie de l'eau à la glace, dont on recouvre le corps avec des linges qui en sont humectés. On con-tinue ces aspersions jusqu'à l'apparition des signes du retour à la vie des parties affectées; dès qu'ils se mon-trent, on sèche le malade et on le place dans un lit lé-gèrement chauffé, ainsi que l'appartement. C'est le mo-ment alors d'employer les frictions, qu'on exerce sur les tempes et au creux de l'estomac avec des flanelles humectées d'esprit-de-vin, et de placer sous les narines du malade des sels volatils stimulans.

Dès que le principe vital a repris ses fonctions et que le malade peut avaler, on lui donnera d'abord des boissons vineuses, puis du *café noir* très-fort, un peu plus tard des bouillons de viande.

On ne saurait trop recommander le *café*, cette boisson éminemment stimulante. Puisse le lecteur puiser enfin dans l'usage fréquent que l'homœopathie fait de cette substance, la salutaire conviction qu'il ne peut être sans danger de faire servir un remède à notre nourriture et à nos jouissances. Qu'il apprenne, en passant, qu'il rend un service essentiel à l'humanité dans le mal de mer, l'empoisonnement par l'opium et par l'ellébore, dans la mort apparente des noyés, des asphyxiés, et surtout des personnes gelées.

Lorsque l'engourdissement de quelques parties, telles que le nez, les oreilles, les pieds et les mains, survit à la réanimation de tout le corps, on traite ces parties comme on a traité la totalité du corps.

Les engelures sont aussi le produit du froid. Mais ici son impression, plus faible, loin de comprimer la sensibilité et l'irritabilité, comme dans la gelure, stimule ces deux facultés vitales au point de décider aux pieds et aux mains de la démangeaison, un sentiment de brûlure, des crevasses de la peau de ces organes et la suppuration. On calme la douleur des engelures avec l'*arnica*, la *noix vomique*, la *camomille* et la *pulsatille*. Mais on n'obtient de cure radicale que du *soufre*, de l'*acide nitrique* et du *petroleum.* Tous ces remèdes doivent être employés dans leurs dernières atténuations, à la dose de deux ou trois grains.

Comme la brûlure, la gelure présente l'application de la loi des semblables, *similia similibus curantur*, dans un haut degré d'évidence. Elle n'est pas moins évidente dans le traitement des coups, chutes et contusions par l'*arnica* et le *rhus toxicodendron*, deux substances qui, administrées à l'homme sain, lui font éprouver tous les symptômes qui sont la suite ordinaire de ces accidens. Pour se montrer moins clairement dans le traitement des maladies internes, cette loi n'en est pas moins la condition et l'instrument de leur guérison. Le remède peut différer, suivant la différence des affections morbifiques ; mais, pour guérir, il doit toujours avoir, dans les symptômes qu'il développe, une similitude avec les symptômes de la maladie.

§ XII. DES FURONCLES OU CLOUS.

Le furoncle est un gonflement inflammatoire, de la grosseur d'une noisette, gagnant quelquefois celle d'un œuf de pigeon, qui a son siége sous la peau, dur, d'un rouge foncé, très-douloureux, se terminant difficilement par résolution, le plus souvent par suppuration, sans se ramollir visiblement. De son sommet s'échappe un peu de pus mêlé de sang, tandis que son centre conserve quelque temps une espèce de bouchon épais et visqueux, d'où lui vient le nom de clou, auquel il ressemble assez bien. Après sa sortie, qui se fait attendre quelques jours, s'écoule un pus liquide, qui fait cesser toute douleur et le gonflement. Il arrive quelquefois une fausse résolution de cette humeur, qui laisse subsister de la dureté, exempte de rougeur et de douleur. La récidive est certaine lorsque la tumeur se termine de cette manière. L'*arnica* est le remède spécifique de ces tumeurs inflammatoires, à la dose de la fraction billionième. Il a la propriété d'en prévenir la récidive, en le renouvelant à des intervalles qui s'éloignent chaque fois davantage. Ainsi on donnera la deuxième dose le sixième jour, la troisième dose douze jours plus tard, et ainsi de suite.

Lorsque l'*arnica* reste sans efficacité, la *belladonne* le remplace de la manière la plus avantageuse.

§ XIII. EXCORIATIONS DE LA PEAU CHEZ LES ENFANS.

Les enfans sont sujets aux excoriations de la peau, dont l'extrême délicatesse donne lieu à cet accident; les causes en sont la chaleur et l'humidité. On les voit se former aux parties de leur corps qui sont grasses et plissées, telles que le cou, les aisselles, les cuisses, l'anus et les parties génitales. On peut prévenir ces excoriations avec une propreté recherchée. Lorsque la négligence de ce soin a laissé éclore la maladie, on y remédie avec des bains tièdes souvent renouvelés. La vermoulure de bois de bouleau est le moyen le plus innocent avec lequel on saupoudre les parties malades.

Lorsque la maladie a un certain degré de gravité, il faut renoncer à cette application extérieure, qui ne peut plus qu'envenimer le mal, et recourir à la *camomille*, fraction quadrillionième, dose de deux grains, si toutefois le mal ne provient pas de l'abus qu'on aura fait de ce remède, ce qui n'est que trop commun. Alors c'est *ignatia* ou *pulsatille* qui en sont les antidotes, fraction sextillionième, pour l'un et l'autre remède.

Enfin lorsque le corps de l'enfant n'est qu'une plaie qui n'a de bornes que celles de son corps, on emploiera le *mercure*, fraction quadrillionième, qui enlevera la maladie dans l'espace de huit jours.

Il est quelques cas d'exception, où la maladie, résistant au *mercure*, cédera à l'usage du *soufre*, donné à l'enfant ou à sa nourrice. Le *lycopode* jouit de la même propriété. La dose de l'un et de l'autre est la fraction décillionième,

§ XIV. DU PRURIT OU DÉMANGEAISON.

Cette démangeaison est provoquée par de petites tumeurs, semblables à des nœuds, molles, unies, sans sommet ni couleur, formant rarement des pustules ou des vésicules, également sans qu'il paraisse d'éruption. Le grattement n'ôte point la démangeaison et fait souvent éclore un suintement aqueux qui, en s'épaississant, donne lieu à la formation de petites croûtes et même de vessies remplies d'humeur. La démangeaison y est constante et se fait plus vivement sentir le soir et à la chaleur du lit. On y remédie aussi sûrement que promptement avec la fraction décillionième du *soufre.*

Il est une autre espèce de démangeaison, accompagnée d'élancemens qui ressemblent à la piqûre de puces,
avec sentiment de brûlure, dont la cause est invisible,
qui tourmente spécialement le soir, après s'être couché.
Elle disparaît sous un grattement léger, mais pour se
remontrer dans d'autres parties du corps. L'*ignatia* en
est le remède assuré, à la dose de deux ou trois grains
de la fraction quadrillionième.

§ XV. DE LA GALE.

Je préviens le lecteur qu'il n'est ici question que de
la gale récente qui n'a encore été soumise à aucun traitement. On la reconnaît à de petites pustules remplies
d'une eau claire, qui se montrent entre les doigts des
mains, aux poignets, aux articulations du bras et aux
jarrets, et qui provoquent une démangeaison incommode, surtout à la chaleur du lit.

Le grattement a quelque chose de voluptueux qui fait
bientôt place au sentiment de brûlure. On sait que cette
maladie éruptive est contagieuse, et que le plus léger
contact d'une personne saine avec celle qui en est atteinte, la communique immédiatement et d'une manière
invisible.

On n'ignore pas non plus que par des frictions faites
sur les parties du corps qui sont le siége des pustules,
avec des pommades de *soufre*, on les fait disparaître,
avec elles la démangeaison, et que la peau ne tarde pas
à reprendre sa propreté, sa blancheur et son éclat. Le
malade se croit guéri, parce qu'il est délivré des sym-

ptômes de cette maladie ; cependant rien n'est plus faux
que cette guérison. A la vérité, les symptômes de la maladie ont disparu ; mais elle existe tout entière dans l'organisme.

Cette erreur a sa source dans l'opinion qu'on s'est
faite dès la plus haute antiquité, et dans laquelle on reste
encore égaré, que le vice psorique existe à la surface du
corps, avant d'infecter l'organisme ; cette opinion est
entièrement erronée. C'est précisément la marche inverse que suit la psore dans son procédé d'infection.
Les symptômes extérieurs du mal n'éclatent que lorsque
l'organisme est totalement imprégné de la psore. Ils
sont l'expression fidèle de cette imprégnation, et n'apparaissent que lorsque l'organisme, saturé du vice, et ne
pouvant plus le contenir, le fait déborder à la surface,
pour l'alléger. C'est donc à tort qu'on l'attaque extérieurement. Ces traitemens externes, en privant la nature
de la voie de dégorgement qu'elle s'était choisie, la force
d'en choisir une autre beaucoup moins innocente. Le
vice reflue sur les organes internes, moins propres à le
recevoir que le grand organe de la peau, où il peut sé-
journer long-temps sans rompre l'harmonie des fonctions.

Qui a jamais pensé à repousser l'éruption de la variole et de la rougeole ? le procédé répulsif du vice ga-
leux est tout aussi contraire au vœu de la nature. La
différence des résultats a pu seule en imposer, la mort
suivant de très-près la rentrée des virus chauds et aigus ;
tandis que la santé que conserve celui qui a subi le traitement ordinaire de la psore, paraît n'en éprouver au-

cune atteinte. Sans doute, la rétrocession de ces deux vices a des résultats bien différens ; mais combien est grande la différence de leur nature ! L'un, aigu , vif, brûlant, s'environne dans sa marche de symptômes qui menacent la vie, tandis que le second, chronique, lent et froid, à peine remarquable à son invasion, établit son siége à la peau, sans secousse et sans ébranlement ; la santé reste stationnaire. Rien n'est changé dans l'organisme. Point de révolution. Il n'y a que quelques boutons de plus sur la peau. Mais voyez plus tard ce qui arrive ! Pour se faire attendre, les suites de ces répulsions n'en sont pas moins réelles ; il faut au virus un nouveau siége, un théâtre d'exercice, une proie à ronger lentement, et il la trouve. C'est le poumon qui s'affecte ; c'est le ventre qui se dévoie ou se resserre ; ce sont des hémorrhoïdes jusqu'alors inconnues qui se développent ; et si ces organes sont respectés, malheur aux membres, que saisissent des douleurs vagues, errantes, auxquelles on est embarrassé d'assigner une cause, de donner un nom. Heureux, mille fois heureux celui qui n'achète cette guérison trompeuse qu'au prix de la transformation du vice psorique en humeur dartreuse, que dans son erreur il regarde comme une affection nouvelle, lorsqu'elle n'est qu'une des mille et une formes que sait revêtir la psore. Il serait trop long et hors de mon sujet d'énumérer les maladies chroniques que fait naître la psore répercutée et dégénérée. Qu'il suffise au lecteur de savoir qu'elles peuvent presque toutes la reconnaître pour cause première, et qu'il les évitera en substituant aux pratiques routinières, encore généralement suivies, le procédé curatif suivant.

A la première apparition des pustules de la psore, accompagnées des symptômes qui la caractérisent, on réglera son régime sur les préceptes de la diète homœopathique. Après quelques jours de cette observance, on prendra le *soufre*, fraction dix-millionième. On doit s'attendre à voir se multiplier les pustules et s'aggraver la démangeaison qui les accompagne; ce qui ne manque pas d'arriver les premiers jours après l'administration du remède, que l'on ne renouvellera qu'après l'espace de quinze jours. Il est rare qu'une troisième dose soit nécessaire à la guérison. Si cependant la maladie avait résisté à deux doses de *soufre,* on ne donnerait la troisième qu'après avoir administré intermédiairement le *charbon,* fraction millionième. Ainsi trois semaines ou un mois forment toute la durée du traitement.

Il y a loin de ce procédé à ceux qui sont en honneur de temps immémorial. Le traitement, sans doute, est ici plus long; mais la cure est certaine et radicale. Voilà la compensation.

Je vois l'étonnement du lecteur à l'aspect de cette infiniment petite dose de *soufre,* employée à la cure d'une maladie que souvent on ne parvient qu'avec peine à faire disparaître avec des masses de cette substance, tant à l'extérieur qu'à l'intérieur. Et cependant cette dose exiguë ne manque pas de provoquer une aggravation de la maladie, en preuve de l'affinité du *soufre* avec le vice psorique, aggravation toujours suivie de la guérison.

J'ai dit que ce traitement si simple n'est applicable qu'à la gale récente, qui n'a subi encore aucun traitement, qui n'a point encore été déplacée de son siége primitif, c'est-à-dire de la peau. Toutes les autres sont du ressort d'un médecin, dont le laïc ne peut point tenir la place.

§ XVI. DE LA VARICELLE OU FAUSSE VARIOLE.

La varicelle a quelque ressemblance avec la petite-vérole; on y voit des boutons qui blanchissent, se remplissent de pus, mais qui n'ont point l'odeur qui émane de ceux de la variole. De plus, le cours de cette maladie est plus rapide; il est caractérisé par une grande bénignité. C'est pendant le règne d'une épidémie de petite-vérole que l'on rencontre ordinairement cette maladie; elle est rarement accompagnée de fièvre, et se termine par la dessiccation des boutons dans l'espace de trois à sept jours. Elle laisse souvent après elle un peu de rhume de cerveau et de toux, dont on peut abandonner la guérison, ainsi que celle de la maladie, à la nature. Il n'est que le cas où la fièvre s'y joindrait avec quelque violence, où il serait nécessaire d'administrer l'*aconit*, fraction décillionième. Dans celui de sa complication avec une autre maladie, la présence d'un médecin devient indispensable.

§ XVII. DES VARICES, ET DU GONFLEMENT DES VEINES.

On voit aux pieds et aux jambes de certaines personnes, des femmes enceintes par exemple, un gonflement assez élevé et souple, causé par la dilatation des veines. A sa naissance, ce gonflement a peu d'étendue. Il s'élève et s'étend peu à peu, et prend une couleur bleuâtre, quelquefois celle du plomb. Est-on couché, il diminue visiblement, pour augmenter dans la position verticale.

On y remédie par des bandages compressifs et le lavage avec l'eau fraîche. On favorise l'action de ces moyens avec l'*arnica* et la *pulsatille*, le premier à la fraction billionième, la seconde à celle quadrillionième, ayant soin d'éviter de longues stations et les alimens flatulens, c'est-à-dire venteux.

CHAPITRE V.

DES MALADIES DES SYSTÈMES SENSIBLE ET IRRITABLE.

—

§ I. DE LA COLÈRE ET DE SES SUITES.

Ce mouvement violent de l'âme a quelquefois des suites dangereuses, même mortelles; mais toujours, lorsqu'il ne précipite pas celui qui l'éprouve en danger de mort, laisse-t-il après lui des symptômes plus ou moins graves, tels que de vives douleurs, des crampes, le trouble des organes digestifs, celui de la circulation du sang, l'insomnie, la jaunisse; il peut même développer une fièvre bilieuse.

Les phénomènes morbifiques qui succèdent le plus ordinairement à un accès de colère, sont les suivans : échauffement général, agitation, tremblement, chaleur et rougeur de la face et des yeux. Il s'y joint un mal de tête qui le plus souvent n'occupe qu'un côté de la tête, qu'il serre et comprime. Le cœur palpite, la bouche est pleine d'amertume, la salive verdit et abonde, l'appétit se perd, on ressent de la plénitude à l'estomac, des nausées, des vomissemens d'une couleur verte et amers, des

tranchées, du dévoiement et de la soif. A l'invasion de
ces symptômes, le malade croit avoir besoin d'un vomi-
tif, propre à évacuer les saburres dont il se croit rempli. Il n'est point de pratique plus dangereuse. Sans
doute, la bile abonde dans son estomac, comme le prou-
vent les vomissemens de cette humeur. L'évacuer, c'est
éloigner les produits d'un désaccord qui n'en subsistera
pas moins après l'évacuation. Ce désaccord existe dans
les fonctions du foie, qu'il faut ramener à leur état normal, ce qu'opère miraculeusement la *camomille*, dont on
donnera au malade la fraction quadrillionième, dose de
deux grains. Ce désaccord surmonté, on voit cesser les
évacuations et tous les symptômes qui les accompagnaient, qui n'étaient que le produit du trouble de l'influence du sang et des nerfs sur l'organe sécréteur de
la bile. L'action curative de la *camomille* dans ce mode
de désaccord restera toujours pour l'œil de l'homme un
mystère. Connaît-on mieux la manière dont la colère a
désaccordé les fonctions du foie? L'homœopathe a donc
raison de ne s'occuper que des symptômes des maladies,
toute espèce de changement de l'organisme demeurant
l'impénétrable secret de la nature.

A l'aide d'un remède auquel l'expérience a reconnu
la faculté de désacorder l'organisme de la même manière
que le font les causes de nos maladies naturelles, elle
réaccorde l'organe sorti de son état normal, et fait disparaître les symptômes, expression fidèle de ce désaccord. Ceci soit dit en réponse au reproche adressé
à la médecine réformée, de ne combattre que les

effets, sans attaquer leur cause. Je reviens à mon sujet.

Il est malheureusement peu de personnes qui puissent jouir du bienfait de ce remède, attendu que la *camomille* est d'un usage presque journalier dans les familles. Il serait bien temps que l'on comprît que cette substance ne jouit de la vertu curative, dans la maladie dont je parle, que parce qu'elle a la propriété de la développer dans l'homme qui jouit de la santé. Lors donc que la colère aura constitué quelqu'un dans l'état de maladie que j'ai exposé, et que la *camomille* ne pourra lui être administrée pour la raison susdite, on recourra à la teinture de *café cru*, si toutefois il n'a pas l'habitude de cette boisson, auquel cas il lui reste encore la *noix vomique*, l'*ignatia* et la *pulsatille*, administrés le premier à la fraction décillionième, les deux autres à la quadrillionième, dose de quelques grains. Ces trois remèdes sont les correctifs des effets nuisibles de la *camomille* et du *café*, raison pour laquelle ils peuvent les remplacer. Que les buveurs de *camomille* sachent que, par l'abus de cette boisson, ils se privent d'un secours puissant dans les cas de maladie où la douleur semble être insupportable, affectant l'âme d'une manière trop vive; propriété infiniment précieuse que possède ce médicament.

L'*ignatia* est indiquée pour les personnes qui concentrent le mouvement colérique en elles-mêmes, par opposition à la *noix vomique*, qui convient mieux à celles qui le laissent éclater en murmures, plaintes et cris. Mais lorsque ce mouvement aura été éprouvé par une personne qui à beaucoup de sensibilité et d'irritabilité réunit la faiblesse, la tendresse d'âme, une grande disposition aux larmes, et la pâleur de la face, la *pulsatille* en est le remède assuré. Ces sortes de malades ressentent toujours un dégoût pour les alimens, des renvois bilieux, des vomissemens de même nature vers le soir, suivis d'amertume à la bouche, des selles diarrhéiques, glaireuses, verdâtres, qui ont lieu spécialement dans la nuit, des grouillemens continuels dans le bas-ventre, des alternatives de chaud et de froid, et de l'insomnie causée par une chaleur interne, anxieuse.

Lorsqu'un mouvement violent de colère aura jeté le malade dans un état d'angoisse extrême, et tel qu'il ne sait que devenir, il trouvera un soulagement marqué dans le flair de la fraction décillionième de l'*arsenic blanc.*

L'affection colérique peut être combinée avec celle de l'épouvante. Aucun des remèdes indiqués plus haut n'est spécifique dans cette complication. L'*aconit* seul en est le correctif. Le spasme qui s'est emparé des systèmes nerveux et sanguin ne cédera qu'à l'influence de ce médicament, à la dose de quelques grains de la fraction octillionième. Dès que ces deux grands facteurs de la vie seront délivrés, on recourra, pour combattre les symptômes restans, aux remèdes ci-dessus conseillés, en les adaptant bien à la nature des symptômes.

§ II. DE L'ÉPOUVANTE.

La terreur n'a pas sur la santé de l'homme une influence moins nuisible, moins dangereuse que la colère. En le saisissant d'une manière brusque et inattendue, elle provoque une réaction également brusque de tout son organisme. Les symptômes consécutifs de l'épouvante sont les suivans : déchiremens au front qui semble devoir éclater, des renvois acides, vomissemens de même nature, besoin de se coucher, sueur froide. On sent comme un poids dans le bas-ventre, avec de l'anxiété, de la chaleur interne et un étourdissement de la tête, raideur subite de tout le corps, oppression de la poitrine, courte haleine, tremblement des membres; on dort d'un sommeil lourd, avec ronflemens.

Bien qu'on rencontre rarement tous ces symptômes réunis sur le même sujet, que les uns soient propres à tel, les autres à tel autre, le même remède convient à tous dans le moment même de la terreur. C'est l'*opium*, fraction billionième. Il étouffe la maladie dans son principe. S'il s'était écoulé trop de temps pour que l'*opium* pût être utile, c'est la teinture du *sureau* (*sambucus niger*) qui doit être administrée. La dose est la goutte pure et entière. Mais on fera bien de la faire précéder par l'*aconit*, fraction décillionième, qu'on laissera agir pendant 12 ou 18 heures.

§ III. DE L'HYDROPHOBIE, OU DE LA RAGE.

Il est difficile d'éviter un tressaillement au son de ce mot ! Heureusement la maladie qu'il désigne est rare; mais son cours est si rapide, qu'il exige le secours le plus prompt, si l'on veut sauver celui qui en est atteint. Il

est donc bien important de connaître les signes caractéristiques, afin d'y apporter un prompt remède; car il
y va de la vie de ceux qui entourent celui qui en est at-
taqué, comme de celle de l'hydrophobe lui-même. En
voici le tableau fidèle : une inquiétude générale et de
l'anxiété; le sommeil est agité, troublé par des songes
effrayans; les organes des sens dans un état d'exaltation.
Les yeux sont rouges, brillans, douloureusement sensibles à la lumière. Le malade cherche l'obscurité, il
éprouve des vertiges, des tintemens d'oreilles; il est
pâle; de la gêne dans la respiration, point d'appétit, et
quelquefois des vomissemens spasmodiques bilieux. La
cicatrice de la morsure rougit de nouveau, puis bleuit,
s'enflamme, cause de la démangeaison, de la douleur,
jusqu'à ce qu'elle s'ouvre, pour laisser échapper un pus
noirâtre, fétide, avec douleur dans les environs de la
plaie, qui prend la forme d'un ulcère à bords renversés
et spongieux.

Quand la maladie est arrivée à ce point, on voit s'aggraver les symptômes ci-dessus décrits; le malade se
plaint d'étourdissemens, de sifflemens dans les oreilles,
d'étincelles devant les yeux, de nausées et de tiraillemens dans la nuque; il est sombre, triste, facile à s'effrayer et recherche la solitude. Bientôt il ressent des
hoquets et des tranchées ventrales, son regard devient
féroce, son cœur palpite, son gosier se resserre par la
crampe; les boissons passent difficilement et causent des
convulsions aux muscles du cou et de la face.

Cependant le malade peut encore avaler les alimens.

Mais plus la maladie se développe, plus les efforts pour boire deviennent infructueux. Toute tentative à cet égard détermine une crampe violente du gosier, de l'étouffement et des mouvemens convulsifs de tout le corps. A ce point l'aspect de l'eau, son bruit quand on la remue, la vue des corps brillans, d'un verre, d'un miroir, le mot, le seul mot, eau, prononcé, déterminent d'horribles convulsions, le délire, la fureur. Le malade ne peut même regarder sa salive, qu'il rejette autour de lui. Cependant la soif est extrême, sa bouche aride de sécheresse, sans qu'il puisse étancher l'une et humecter l'autre. C'est alors qu'éclatent les accès les plus violens de la rage, dont le retour est périodique et la durée d'un quart d'heure à une demi-heure.

Telle est l'image triste et déplorable d'une maladie que la morsure d'un chien enragé peut seule engendrer. Son traitement ordinaire est connu; il consiste à brûler la morsure, à l'inciser; on y applique les mouches cantharides, et l'on fait prendre intérieurement au malade la *belladonne*, le *mercure*, la *cantharide* elle-même, et l'on sait avec combien peu de succès.

Il était réservé au docteur Hahnemann d'offrir à ses semblables un moyen tout à la fois préservatif et curatif de cette épouvantable maladie. Ce grand observateur, dont l'œil a pénétré plus avant dans les mystères de la nature, a dit au monde médical : Vous cherchez encore tous les jours un remède contre ce redoutable fléau. Vous l'avez entre les mains et ne savez pas en faire usage, que dis-je? vous hâtez la mort par le faux emploi

que vous en faites, vous la donnez même au malheureux
qui a été mordu, sans avoir été infecté, en déterminant
par les doses formidables de ce remède une rage artificielle, dont on peut mourir. Jetez votre masse médicinale pour descendre aux particules infinitésimales de la
belladonne, et vous guérirez. Un ou deux grains de la
fraction décillionième de cette substance, répétés de
4 en 4 jours, suffisent pour préserver de son développement, comme aussi pour la maîtriser, lorsqu'elle est
développée. Bienfaiteur de l'humanité, ce grand homme
a fait plus encore; il ne laisse pas sans espoir le malade
dont on a compromis l'existence par l'abus de ce remède;
il lui substitue la *jusquiame* et la *pomme épineuse*, dont
la propriété de préserver de la maladie, comme aussi
de la guérir, est également constatée par l'expérience.
Ici ces deux substances remplissent un troisième objet,
qui est de neutraliser les effets de la *belladonne*, dont
elles sont les antidotes.

Je n'ai pas besoin de redire que la présence d'un médecin est ici indispensable; quel autre que lui oserait se
charger d'une telle responsabilité?

§ IV. DE L'IVRESSE PAR LES BOISSONS SPIRITUEUSES.

Qui ne connaît pas les effets de l'ivresse? S'ignorant
lui-même, l'homme ivre balance, chancelle et bégaie;
plein de joie ou de tristesse, quelquefois de colère, il
fait mille folies, les gestes les plus risibles, jusqu'à ce
que, ne pouvant plus se soutenir, il tombe dans un

sommeil profond et ronflant, dont on ne peut le sortir ; souvent le vomissement vient à son secours. C'est la bonne nature qui le soulage. Loin d'empêcher cette évacuation, il faut la favoriser, ce à quoi on réussit avec une tasse de *café noir* très-fort, qui remédie incontinent à l'obscurcissement du cerveau, à la pesanteur, à la paresse des membres.

Lorsque le vomissement ne peut s'établir, on donne au malade de 8 à 10 grains de la fraction octillionième de *noix vomique.*

§ V. DU CHAGRIN.

La perte d'un objet cher au cœur, son éloignement accompagné de la crainte de le perdre, s'emparent de l'esprit, y font une impression profonde, souvent difficile à effacer.

Cette situation produit à la longue dans les fonctions de l'organisme le même désaccord que la colère mêlée d'épouvante fait éclater subitement. Cette différence vient de celle des caractères. Le chagrin ne s'empare que des sujets à caractère doux et tranquille, incapables de violence, de vengeance, renfermant en eux-mêmes le sujet de leur peine, auquel ils songent sans cesse. L'épilepsie tire souvent son origine de cette disposition de l'esprit.

On remédie aux suites fâcheuses du chagrin avec l'*ignatia*, fraction quadrillionième, dose de 2 grains, que l'on répète cinq ou six jours plus tard.

§ VI. DE LA FATIGUE, OU LASSITUDE EXTRÊME.

Des mouvemens violens, des douleurs vives et soutenues, de fortes crampes, les veilles, la contention permanente de la force nerveuse et musculaire, en général tout ce qui excède la force humaine, peuvent jeter l'homme dans une faiblesse profonde, dont il se relève tôt ou tard, mais non sans en conserver des vestiges, lorsque cette faiblesse est allée jusqu'à l'épuisement.

Lorsque la faiblesse est le résultat des maladies et de la douleur, elle cède aux remèdes que réclament ces deux états. Il n'est ici question que de celle que laissent les longs voyages faits à pied, et par une température élevée qui épuise les forces.

Pour se restaurer, le voyageur n'a rien de mieux à faire que de se laver tout le corps avec de l'eau fraîche, ayant soin de se sécher avec la plus grande vitesse. Mais si la fatigue n'affecte que ses pieds et ses jambes, il la fera promptement disparaître en les lavant avec un mélange d'eau et de quelques gouttes de teinture d'*arnica*.

Hahnemann se plaît, au chapitre du *chanvre*, à raconter que les Persans se délivrent de cette fatigue par un bain de pieds composé de la décoction des tiges de ce végétal. Ce moyen m'a toujours réussi.

Il est une autre espèce de débilité et de fatigue qui a pour cause une perte abondante des sucs, ce qui arrive après les longues diarrhées, les hémorrhagies, l'allaitement trop long-temps continué et les veilles noc turnes. Cette espèce est du ressort du *quinquina*, fraction octillionième, dose de 2 grains.

§ VII. DES CONVULSIONS.

Les convulsions sont un état de souffrance du système nerveux qui s'exprime par des mouvemens irréguliers et involontaires des muscles. Les causes qui les produisent sont variées et diffèrent comme l'âge, le sexe et la constitution, ce qui amène de la diversité dans les remèdes qui leur conviennent.

Il n'est guère qu'une seule espèce de convulsions dont on puisse abandonner le traitement aux laïcs : ce sont celles qui prennent leur source dans les influences extérieures qui attaquent subitement. Toutes celles qui reconnaissent pour cause une maladie chronique, comme le désordre de la menstruation, l'induration d'un organe, par exemple, sont du ressort du médecin.

On conçoit que les convulsions, en ce cas, ne sont qu'un symptôme de la maladie principale, que l'on peut pallier, et dont la cure radicale ne peut être que l'ouvrage d'un homme de l'art.

Ainsi donc, lorsque les convulsions sont assez violentes pour raidir tout le corps et produire la perte des sens, suspendre la respiration et menacer d'étouffement, on ne se fiera à aucun des remèdes que je vais indiquer pour les cas ordinaires de cette maladie, qui, accompagnée des symptômes graves que je viens de décrire, peut donner promptement la mort. Voici les

cas de convulsions où le laïc peut administrer des remèdes.

On sait que les enfans et les femmes ont une disposition prochaine aux convulsions, fondée sur l'exquise
sensibilité de leurs nerfs. La plus légère impression, qui
effleure à peine l'âge adulte, suffit pour développer cette
maladie dans l'enfance.

C'est un léger accès de fièvre, la présence des vers
dans le bas-ventre, des coliques, un refroidissement, la
crainte, l'épouvante. Il est donc des remèdes qui conviennent spécialement à l'enfance. Je bornerai mon récit
à leur exposition.

Lorsque les convulsions des enfans pourront être rap-
portées à un refroidissement, à des coliques, à une fièvre,
à un accès de colère ; si l'enfant éprouve de l'agitation,
et montre de la rougeur sur une joue, de la pâleur sur
l'autre, et que, les yeux à demi ouverts, il soit sans connaissance, agité convulsivement dans les bras et les
jambes, remuant sans cesse la tête, gémissant et de-
mandant à boire à chaque instant, on lui donnera la
camomille, fraction quadrillionième, dose de 2 grains.
Il peut arriver que l'enfant ne puisse avaler ; alors
on se contentera de lui faire flairer le remède, que
l'on peut répéter deux heures plus tard, si l'accès convulsif se remontrait. D'autres fois, le paroxysme de la
convulsion apparaît sous la forme suivante : développement fréquent de chaleur qui embrase tout le corps,
réveils subits, épouvante après un sommeil très-léger,
l'enfant ne peut se remettre, il jette des cris et tremble

de tout son corps, tandis qu'un ou deux membres se tordent convulsivement. L'*ignatia* est spécifique dans ces sortes de convulsions, fraction quadrillionième, dose de 2 à 3 grains.

Lorsqu'aux symptômes que je viens de décrire se joignent une grande oppression de poitrine, du dégoût pour tout, excepté l'eau, des nausées, du vomissement, de la diarrhée, c'est l'*ipécacuahna* qu'il faut donner, fraction billionième, dose de quelques grains, qu'il est permis de répéter quelques heures plus tard.

Les convulsions viennent-elles de l'épouvante, dont l'effet est de déterminer un tremblement de tout le corps, des cris involontaires, un mouvement continuel des bras et des jambes, que l'enfant agite dans tous les sens : on lui fera respirer la fraction billionième de l'*opium*.

Les vers occasionent souvent des convulsions aux enfans. On reconnaît leur présence au gonflement, à la dureté du bas-ventre, aux renvois aigres, à l'afflux de salive à la bouche. Ils ressentent une chaleur générale, de l'étourdissement, de la faiblesse, remarquable surtout à la relâche de l'accès convulsif. Le *mercure*, fraction quadrillionième, en est le spécifique.

Il est des enfans faibles, valétudinaires, que les convulsions saisissent, sans qu'on puisse les rapporter à aucune cause visible, et qui sont exemptes de tous autres accidens. Un examen attentif du régime de l'enfant en signale la cause dans les vices qui s'y sont introduits. On la rencontre dans l'usage du café, du vin, de la camomille ou de toute autre infusion théiforme, si nuisible à une constitution éminemment nerveuse.

Cette cause reçoit un nouveau degré d'activité des nourritures épaisses et trop substantielles dont on les alimente. On remédie à ces mouvemens convulsifs avec le *café*, fraction millionième, dose de quelques grains, et l'on prévient leur retour en éloignant du régime de l'enfant les substances ci-dessus dénommées.

La menstruation chez les femmes s'accompagne quelquefois de fortes crampes du bas-ventre, auxquelles se joignent aussi des mouvemens convulsifs des membres, ou tout au moins de quelques muscles. Les douleurs qu'elles ressentent dans le ventre, ont une telle violence, qu'elles arrachent des cris. Elles se roulent à terre, ne peuvent se redresser, tant la douleur est vive, descendant jusque dans les aines et la partie supérieure des cuisses. Lorsque la malade n'a point l'habitude du *café*, elle trouve un véritable soulagement dans la fraction millionième de cette substance, dose de quelques grains. Le *café* restera sans efficacité, je dis plus, il ne peut qu'aggraver le mal, si la malade en fait un usage habituel; on peut même avec justesse le regarder comme la cause déterminante de ces sortes de crampes, Dans ce cas on recourra à la *pulsatille* ou à la *camomille*. Le premier de ces remèdes sera préféré si la malade éprouve du froid, de l'angoisse; si les accès ont plus de violence la nuit que le jour; s'ils attaquent une personne d'une sensibilité vive et portée aux larmes; tandis que la *camomille* convient mieux à celle dont la vivacité, l'emportement et l'extrême susceptibilité pour la douleur, forment le fond du caractère. La dose de l'un ou de l'autre est la fraction quadrillionième.

Lorsque la crampe ventrale, toujours à l'époque de la menstruation, s'accompagne de maux de cœur et de défaillance, de la perte des sens, d'un froid et d'une pâleur générales; lorsqu'en même temps le ventre se gonfle, se durcit et fait éprouver des douleurs déchirantes, avec un pouls qui varie, passant de la vitesse, de la plénitude, à la lenteur et à la mollesse, avec des alternatives répétées, c'est l'*ignatia*, fraction quadrillionième, qui est le correctif de ces accès purement hystériques.

Les convulsions occasionées par la terreur produisent un tremblement général, l'obscurcissement de la vue, la perte de connaissance, l'oppression de poitrine, le dévoiement et une faiblesse extraordinaire. L'*opium*, fraction billionième, en flair ou donné à la dose de deux grains, y remédie spécifiquement.

Il est des hommes qu'une constitution débile et irritable dispose aux affections convulsives. Elles se montrent sous la forme d'un relâchement et d'une détente générale, avec tremblement des jambes; ils ressentent un froid universel, de la gêne dans la respiration, un serrement au cou qui menace d'étouffement, des bâillemens; leur pouls est accéléré, faible et tremblotant. Le flair du *camphre*, souvent répété, calme promptement ces mouvemens, surtout lorsque le froid est allié aux autres symptômes.

Mais si cet appareil de symptômes se montre chez une personne d'un caractère violent et emporté, qui éclate en plaintes, en cris, en injures, on donnera la *noix vomique*, fraction décillionième, dose de deux ou trois grains.

La récidive fréquente des mouvemens convulsifs est toujours entretenue par des causes auxquelles les remèdes conseillés ne remédient que palliativement. Il est nécessaire de consulter un médecin, qui découvrira ces causes dans les vices essentiels de régime, parmi lesquels l'abus des plaisirs de l'amour tient le premier rang. Le *quinquina* est le remède spécifique de la perte des sucs séminaux. Mais il n'est point, sans une grande réforme, de guérison radicale à obtenir.

Lorsque la profusion de cette liqueur a causé la maladie, le *quinquina* doit être répété à des intervalles qui s'éloignent toujours davantage. La seconde dose à la fin de la deuxième semaine, la troisième, à la fin de la troisième semaine, et ainsi de suite. La fraction de ce remède est la quadrillionième, quelques grains.

§ VIII. DE LA DÉFAILLANCE.

La défaillance est une perte momentanée du sentiment et du mouvement, qui le plus souvent n'a rien de dangereux. Cependant elle ressemble trop à la mort pour ne pas inspirer de craintes et donner le désir d'en être délivré.

Il est impossible de rien faire avaler au malade atteint de défaillance. Le flair des remèdes, l'excitation des narines avec la barbe d'une plume, celle de la plante des pieds avec une brosse dure, sont les seules ressources contre ces accidens. On se trouve bien aussi d'asperger vivement la face avec de l'eau très-fraîche. Dans les cas ordinaires de défaillance, le flair du *camphre* est efficace; on fera donc flairer l'esprit de *camphre*, on en frottera les tempes et le front.

Si la défaillance vient d'une frayeur, on administrera l'*opium* en flair, fraction billionième. Les personnes hypochondriaques, très-irritables, les femmes hystériques, sont sujettes à la défaillance; le *musc*, fraction millionième, est leur remède; on en met quelques grains sur la langue.

Lorsque les défaillances proviennent d'une faiblesse qui a sa source dans un épuisement causé par de fréquentes saignées, un trop long allaitement, d'abondantes hémorrhagies, une diarrhée continue, l'abus du coït ou de l'onanisme, aucun remède ne convient mieux que le *quinquina*, fraction quadrillionième, dont on donne quelques grains toutes les deux ou trois semaines.

Ainsi que dans la propension aux mouvemens convulsifs, un médecin doit être consulté dans la récidive des défaillances. L'une et l'autre affection ne sont que le symptôme dominant d'une maladie chronique profonde, qui demande le secours de l'art.

§ IX. DE L'INSOMNIE.

L'insomnie reconnaît des causes très-diverses. L'enfance en est très-souvent atteinte, et la doit presque toujours à la douleur. L'âge adulte, au contraire, ne peut l'attribuer qu'à des causes volontaires. La plus commune est le travail de tête continué jusqu'au moment de se coucher, et fortifié de l'usage du *café* très-fort, pris en dessein d'éloigner le sommeil.

Avec une volonté ferme, on peut, en quelques semaines, se déshabituer du café, en en diminuant chaque jour la quantité et la force. Cette privation, sans doute, coûtera quelques douleurs, que l'on fait cesser promptement avec la *noix vomique*, qui est l'antidote de cette boisson.

Lorsque l'insomnie est causée par la surcharge de l'estomac, d'où naissent la constipation, les flatuosités, ou par la qualité échauffante d'alimens fortement épicés, on y remédie avec la *pulsatille*, fraction quadrillionième.

On retrouvera presque toujours les causes de l'insomnie des enfans dans les vices de leur régime. Une fois pour toutes, il faut renoncer à les abreuver de *café*, de *camomille* et de *fenouil*. Alors la *camomille* devient le remède le plus assuré contre leur insomnie.

La dose en est la fraction quadrillionième; elle leur convient surtout lorsqu'à l'insomnie se joignent le gonflement du ventre et les flatuosités. A-t-on reconnu que l'enfant ne doit son insomnie qu'à l'usage de cette boisson, on y remédie avec le *café*, fraction millionième.

Linsomnie accompagnée de cris continuels, dans laquelle les enfans ramènent les jambes vers le bas-ventre, se tournent et se retournent sans cesse, avec de vives tranchées et de la diarrhée, trouve son remède dans le *séné*, fraction centième. Il est encore une espèce d'insomnie dont les enfans sont atteints peu de temps après le sevrage, et qui n'est due qu'à l'irritation contre nature du cerveau. On la reconnaît à l'absence de tous symptômes, hormis un état de veille où l'enfant montre une vivacité, une gaîté excessives. La *belladonne*, fraction décillionième, est spécifique dans cette sorte d'insomnie.

On a vu dans ce chapitre, comme dans beaucoup d'autres, le *café* et la *camomille* offrir un remède assuré à beaucoup de maladies. Le peuple n'est pas moins convaincu que les médecins, de la souveraine efficacité du second de ces remèdes, témoin l'usage général que l'on en fait. Mais on peut affirmer qu'il est entre ses mains plus nuisible qu'utile, dans l'ignorance où il est de ses véritables propriétés. La faute en est à l'infidélité de la matière médicale ancienne, qui a toujours préjugé les vertus des médicamens, au lieu de les éprouver sur l'homme sain, comme le fait l'homœopathie. Là seulement se trouve l'image fidèle de leurs vertus. La camomille ayant la propriété de développer, chez l'homme qui jouit de la santé, diverses maladies bien caractérisées, ce n'est que dans les maladies naturelles qui leur ressemblent que ce remède doit être employé. Deux fautes graves ressortent nécessairement de l'emploi général de ce médicament. La première est d'aggraver la maladie à laquelle on l'applique d'une manière dangereuse, par la grandeur des doses auxquelles on l'administre. La seconde, plus

grave encore, est de compliquer avec la maladie à laquelle ce remède ne convient pas, la maladie qu'il a la
propriété de développer. En parcourant cet ouvrage, où
ce remède est fréquemment conseillé, on formera facilement le tableau des maladies dans lesquelles son administration est efficace.

§ X. DE L'ASPHYXIE.

Il n'est ici question que de l'asphyxie causée par la
vapeur du charbon, accident très-commun dans les contrées septentrionales, où les maisons sont chauffées par
des poêles, que l'on ferme souvent trop tôt. Les personnes
asphyxiées par la vapeur du charbon, éprouvent une
grande pesanteur de tête, des tintemens dans les oreilles,
une grande disposition au sommeil, la diminution des
forces, enfin leur chute complète. A ces symptômes se
joignent le trouble de la vue, des douleurs de tête atro-
ces, une grande gêne dans la respiration, des battemens
de cœur très-violens, qui ne tardent pas à être suivis de
la suspension de la circulation, de la respiration; les
sens n'exercent plus leurs fonctions, la sensibilité paraît
éteinte, l'abattement est extrême, le mouvement nul,
en sorte que l'individu paraît mort; les membres sont
tantôt flexibles, tantôt raides et contournés; la chaleur
est comme dans l'état naturel, la face est quelquefois
violette et rouge, d'autres fois elle est pâle et plombée.

Le traitement de la personne asphyxiée par la vapeur
du charbon commencera par son exposition au grand

air, sans craindre le froid, qui ne peut jamais lui être contraire. On la déshabillera et la couchera sur le dos, la tête et la poitrine un peu plus élevées que le reste du corps, pour faciliter la respiration. On se gardera bien de placer l'asphyxié dans un lit chaud, et de lui donner des fumigations de tabac en lavement. Si l'asphyxié peut avaler, on lui donnera à boire du vinaigre affaibli avec trois parties d'eau. On fera sur tout son corps, et principalement sur le visage et la poitrine, des aspersions d'eau vinaigrée froide ; on frottera le corps avec des linges trempés dans la même liqueur. Au bout de trois ou quatre minutes, on essuiera avec des serviettes chaudes les parties mouillées, pour recommencer les aspersions avec l'eau vinaigrée froide. Ces moyens doivent être employés avec persévérance.

On administrera un lavement d'eau froide avec un tiers de vinaigre, qui, quelques minutes après, sera suivi d'un autre préparé à l'eau froide, avec deux ou trois cuillerées de sel de cuisine. On promenera sous le nez de l'asphyxié des allumettes bien soufrées, que l'on allumera, afin d'irriter cet organe, et l'on stimulera la plante des pieds, la paume de la main, et toute l'épine du dos, avec une forte brosse de crin. Enfin on insufflera de l'air dans les poumons, à l'aide du procédé suivant, qui consiste à appliquer sa bouche sur celle du malade et à y souffler. Lorsque l'on a fait entrer de l'air dans la poitrine du malade, on la lui presse un peu pour le faire ressortir et remettre ainsi en jeu la respiration. Si, malgré l'emploi de ces moyens, l'asphyxié continue à être

plongé dans un grand état d'assoupissement, qu'il conserve de la chaleur, que le visage soit rouge, les lèvres
gonflées et les yeux saillans, il sera saigné au pied, et
mieux encore au cou. Alors le ministère d'un médecin
devient indispensable. Lorsque l'asphyxié sera entièrement rappelé à la vie, on le couchera dans un lit chaud,
et on lui fera prendre quelques cuillerées d'un vin gé-
néreux.

Il faut administrer les secours dont nous venons de
parler avec la plus grande promptitude, et les continuer
pendant long-temps, lors même que l'individu paraît
mort. On a été quelquefois obligé d'attendre cinq ou
six heures avant de tirer les malades de l'état de mort
apparente dans lequel ils étaient plongés. Il faut surtout
insister sur l'insufflation de l'air dans les poumons.

Je ne puis me décider à terminer ce chapitre sans parler de l'asphyxie par submersion, c'est-à-dire des noyés,
qui ne meurent que par défaut d'air respirable.

Il est parfaitement prouvé qu'un individu peut rester
plus ou moins de temps dans l'eau sans périr; il faut
lui administrer le plus promptement possible du secours,
lors même que son état paraîtrait désespéré.

On se gardera bien de suspendre le malade par les
pieds; cette pratique, employée autrefois dans le but de
faire rendre l'eau qui peut se trouver dans l'estomac
ou la poitrine, est dangereuse. Après l'avoir déshabillé,
on le couchera dans un lit chaud, sur le côté droit, la
tête plus élevée que les pieds; on lui ouvrira la bouche,

afin de faire sortir l'eau, le mucus et les autres corps qui peuvent s'y trouver.

On examinera toutes les parties du corps pour s'assurer que l'individu n'a reçu aucune blessure mortelle. On promenera sous le nez des allumettes bien soufrées, que l'on allumera, afin d'irriter l'intérieur de cet organe. Il faut ne réchauffer le corps que lentement; pour cela, on met sur le ventre une vessie remplie d'eau chaude, on applique des briques chaudes aux pieds, aux aisselles, aux aines; on comprime alternativement, mais légèrement, la poitrine et le bas-ventre; on fait des frictions générales avec de la flanelle trempée dans de l'eau-de-vie camphrée. On chatouille les lèvres et les narines avec une plume, on insuffle de l'air dans les poumons, en appliquant sa bouche à celle du noyé. Enfin on donne un lavement avec de l'eau dans laquelle on a fait dissoudre du savon et du sel de cuisine. Pendant le temps employé à donner ces premiers secours, le médecin a le temps d'arriver et de pratiquer une saignée et d'autres remèdes, s'ils sont nécessaires.

FIN.

TABLE DES MATIÈRES.

HOMOEOPATHIE DOMESTIQUE.

FIN DE LA TABLE DES MATIÈRES.

www.ingramcontent.com/pod-product-compliance
Lightning Source LLC
LaVergne TN
LVHW050358060726
842524LV00002B/399